すぐに使える皮弁挙上の技(テク)

|イ|ン|ス|ト|ラ|ク|シ|ョ|ン|

フラップ・ハーヴェスト

Instruction　　Flap Harvest

自治医科大学形成外科　菅原康志 編
　　　　　　　　　　　去川俊二 著

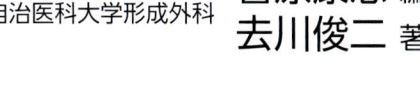
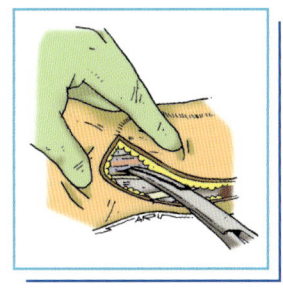 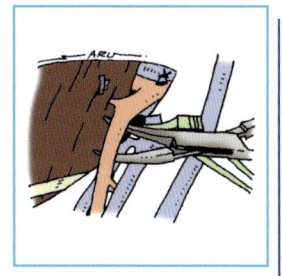 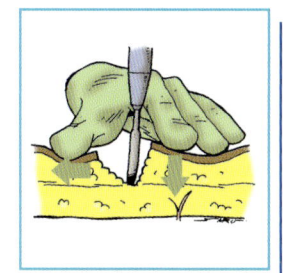
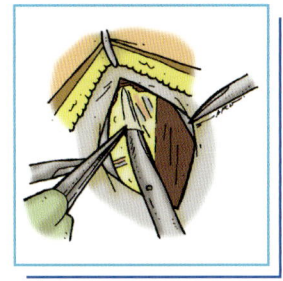 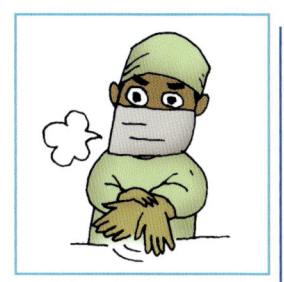 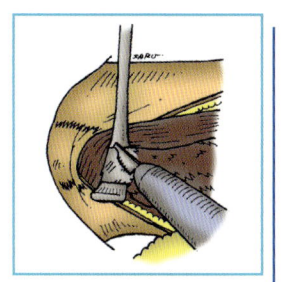
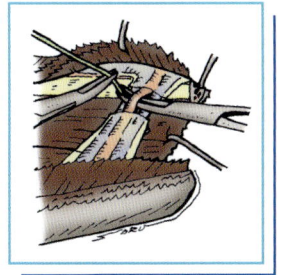 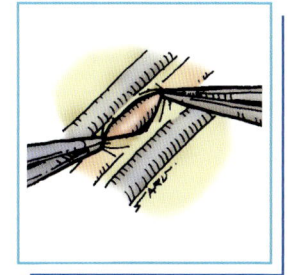 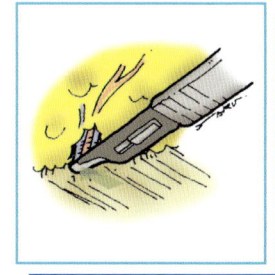

克誠堂出版

はじめに

「ヒベン、挙げてみるか？」
「ハイッ！」

　まだ、メスを握って、2～3年目の頃だったと思います。
　それはそれは、飛び上がるほどうれしかった気持ちを、いまでもときどき思い出します。でも、いったい何がそんなにうれしかったのかは、よく憶えていません。
　メスが握れること？　糸結び？
　それとも、細い血管の剥離だったのでしょうか。

　皮弁挙上は、とても形成外科らしい手技です。
　ダイナミックに切る、止める、縛るといったスピード感あふれる技をテキパキと繰り出していたかと思うと、急にスローダウンして、わずか3cmの小さなワールドにそっと近づき、1mmの血管を求めて慎重に進んでゆく。
　男の逞しさと、女の慈しみとでもいえる2面性が、ひとりの外科医に求められる手技、それが皮弁挙上だと思います。

　ですから、それを任された時は、とうとう一人前の大人の外科医として認められたような、なんだかそんなうれしさがこみ上げてきたのではないでしょうか。

「ヒベン、挙がりましたっ！」
「うむ、いい色だ。ありがとう！」

　挙上した皮弁を手渡したときの、達成感。
　プロフェッショナルとして、タスクをきっちりと仕上げた喜び。
　多くの若い形成外科医が、皮弁挙上を通じてさらに成長してくれることを望んでいます。

　今回は、去川俊二君の単著です。カラーになったイラストで、ますます本書の魅力が増したと思います。イラストの仕上げは、当科助教の加持秀明君がサポートしてくれました。また克誠堂出版の大澤王子さんには、これまで以上にお世話になりました。厚くお礼申し上げます。

2014年4月

菅原　康志

もくじ CONTENTS

1 皮弁挙上の心構え　　　　　　　　　　　　　　　1

2 皮弁挙上の基本　　　　　　　　　　　　　　　　5

    2-1　皮弁挙上の基本的な流れ　OVERVIEW　　　　　　6
    2-2　術前評価とデザイン　PREPARATION　　　　　　　6
    2-3　皮膚切開と皮下組織の剥離　SKIN and SUBCUTANEOUS TISSUE　7
    2-4　皮膚穿通枝の確認　SKIN PERFORATOR　　　　　　9
    2-5　深部組織の剥離　DEEP TISSUE　　　　　　　　　10
    2-6　血管茎の剥離　VASCULAR PEDICLE　　　　　　　11
    2-7　残りの組織の剥離と血管切り離し　HARVEST　　　17

3 前腕皮弁　　　　　　　　　　　　　　　　　　　19

    3-1　前腕皮弁の概要　OVERVIEW　　　　　　　　　　20
    3-2　術前　PREPARATION　　　　　　　　　　　　　　21
    3-3　挙上　OPERATION　　　　　　　　　　　　　　　25
    3-4　術後　POSTOPERATIVE CARE　　　　　　　　　　52

4 腹直筋皮弁　　　　　　　　　　　　　　　　　　53

    4-1　腹直筋皮弁の概要　OVERVIEW　　　　　　　　　54
    4-2　術前　PREPARATION　　　　　　　　　　　　　　56
    4-3　挙上　OPERATION　　　　　　　　　　　　　　　58
    4-4　術後　POSTOPERATIVE CARE　　　　　　　　　　81

5 腓骨皮弁　　　　　　　　　　　　　　　　　　　83

    5-1　腓骨皮弁の概要　OVERVIEW　　　　　　　　　　84
    5-2　術前　PREPARATION　　　　　　　　　　　　　　86
    5-3　挙上　OPERATION　　　　　　　　　　　　　　　88
    5-4　術後　POSTOPERATIVE CARE　　　　　　　　　114

1 皮弁挙上の心構え

PRINCIPLES for FLAP HARVEST

　皮弁挙上は、マイクロと並んで移植手術の大きなステップのひとつです。はじめのころは、ひとつの遊離皮弁を挙上すること自体が手術の目的になってしまうかもしれません。なぜなら、皮弁挙上は、筋肉や骨をざっくり切ったかと思うと、細い血管を丁寧に扱わなければならず、とても気を使います。それだけでなく、どうかすると皮弁挙上を夜から開始しなければならないこともあります。
　そんな特殊な皮弁挙上術について、はじめに基本的な心構えから入っていきましょう。

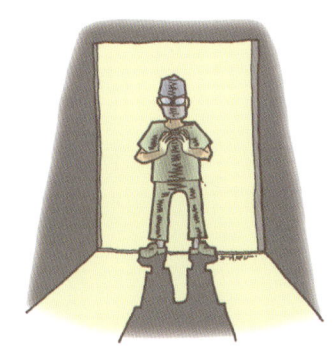

PRINCIPLES for FLAP HARVEST

■皮弁挙上の最終目的を意識する

　皮弁挙上は移植、つまり再建手術の一環であり、手術のメインではない。

　どういうことかというと、移植が完成してよい機能、整容をもたらした時に初めて、挙上した皮弁が活きるのであって、挙上しただけでは目的は達成されないということだ。また、皮弁は病変のない健康な部位から採取するので、後遺障害を可能な限り少なくしなければならない。つまり、皮弁挙上において意識すべきことは、"移植床にはよい結果、採取部には少ない侵襲"である。

　移植床にバチッとはまる皮弁を採取するためには、移植が完成した状態を想定しながら挙上するとよい。皮膚切開の時のメスの角度はどれくらいがよいのか、皮下脂肪はどこにどれくらい必要か、筋弁の長さや量はどれくらい必要か、血管柄はどれくらい剥離すればよいのか、それぞれの部位がどこでどのように移植されるのか考えて適した形で挙上する。

　こうしたヴァリエーションには本書で触れないが、大丈夫だ。まずはここに書いた基本を押さえ、それを自分の得意な攻めパターンとしよう。ヴァリエーションに出会ったらまず、基本とどこが違うのかを整理しよう。そして、なるべく早く自分の攻めパターンに持ち込むことで、すんなり行けるようになるはずだ。

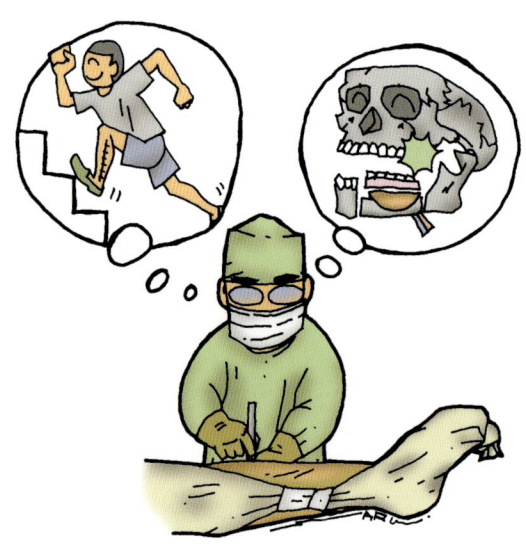

■手術にメリハリをつける

　皮弁挙上には、大胆に軟部組織（と硬組織）を処理する局面と、繊細に血管を剥離する局面の、両極端の局面がある。もちろん、それぞれの手術操作では視野や力の入れ方、テンポなど、体力的にも精神的にも大きく異なった状態、モードが要求される。そしてこのモードは、はっきりと切替えながら行った方がよい。

　まずは、モードを切替えたことを、術者も含めた参加者全員が意識できるようにする。例えば、血管にベッセルループをかける、自在鈎やゴムフックをかけて術野を整える、道具を短く小さなものに変える、ルーペをつけるなどして、目で見てわかる変化を与え、気分を切替える時間をとる。このようなワンクッションをおくことで、自分自身も含めて手術場全体がきりっとまとまってくる。

　モードの切替えがあやふやに行われると、術者自身も疲れるし、ほかの参加者も集中力がとぎれてしまう。すると、例えば大事な血管を剥離中に不注意な鈎引きで出血したりして、術者のイライラも増し、さらに手術場の雰囲気が悪くなる。しかし、モードチェンジの頻度が多すぎると、逆に煩わしい。皮膚穿通枝と血管茎の剥離、血管の切り離しの3回くらいの切替えに留められるようにコントロールしよう。繊細モードになったら、きりのいいところまで剥離を終了させ、あとは大胆モードでざっくり進もう。

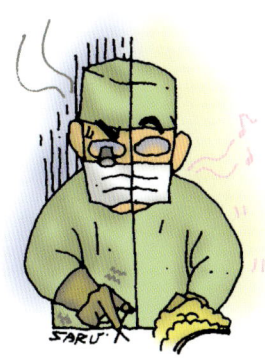

PRINCIPLES for FLAP HARVEST

■ 1人でも、できるようにする

　はじめに書いたように、皮弁挙上はメインの手術ではない。よって、術野に助手が入りにくかったり、器械出しナースがつかなかったりすることがある。もちろん時間に余裕があれば、移植床の手術操作が終わるのを待ってから皮弁挙上を開始してもよいが、多くの場合、移植手術は時間がかかる。手術時間を短くするのも外科医の腕だ。1人でも手術をやりやすいような工夫をしよう。

　本書の絵は、基本的に術者が1人で手術をしているものとして、ゴム付きフックや把持鉗子による牽引、左手の使い方を書いているので参考にしてほしい。器械出しナースがいない場合は、術者自身が器械台を管理しなければならない。皮弁挙上全体の流れをシミュレーションして、使う道具を、使う順に、取りやすい位置に並べ、使い終わった後に置く場所を作っておく。思わぬ出血の場合も考えて縫合糸やクリップも準備しておく。電気メスやモーターもつかみやすいところに置き、ちゃんと起動するか、配線が間違っていないか、フットスイッチが踏みやすいところにあるかなどを事前に確認してから手術を始めよう。

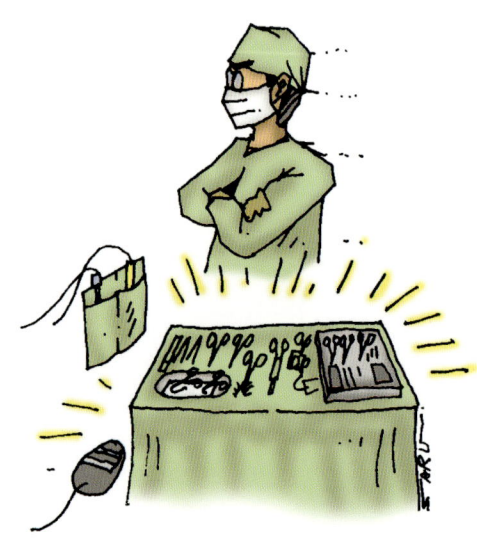

2 皮弁挙上の基本

BASIC SKILLS for FLAP HARVEST

- 2-1 **OVERVIEW**
- 2-2 **PREPARATION**
- 2-3 **SKIN and SUBCUTANEOUS TISSUE**
- 2-4 **SKIN PERFORATOR**
- 2-5 **DEEP TISSUE**
- 2-6 **VASCULAR PEDICLE**
- 2-7 **HARVEST**

皮弁の種類はとてもたくさんありますが、すべての基本は同じです。皮膚や骨などの目的とする組織と血管茎がつながった状態で剥離すれば良いのです。基本的な流れを、主に道具の使い方とともにお話しします。

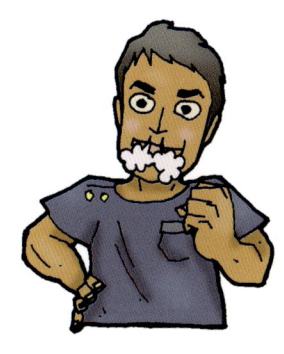

BASIC SKILLS for FLAP HARVEST

2-1　皮弁挙上の基本的な流れ

　皮弁挙上は以下の流れで行われる。②〜⑥の手術操作のうち、②と④は大胆モード、③と⑤は繊細モードとなる。皮弁の種類によって具体的な手技は異なるが、基本的な操作は同じである。
① 術前評価とデザイン
② 皮膚切開と皮下組織の剥離　────大胆モード
③ 皮膚穿通枝の確認　………………繊細モード
④ 深部組織（筋肉）の剥離　────大胆モード
⑤ 血管茎の剥離　……………………繊細モード
⑥ 残りの組織の剥離と血管茎切り離し

2-2　術前評価とデザイン

■移植組織の選択

　手術を開始するまでにやらなければいけないことはたくさんある。まずは移植組織を選択して決定しなければならないが、そのうえで以下を考える。

―必要な組織とその量は？―
　皮膚はどれくらいの面積が必要か、脂肪組織などの軟部組織はどれくらいの厚みが必要か、筋弁や骨弁が必要か、血管茎はどれくらいの長さが必要かなどで、その再建に適した皮弁を決定する。

―皮弁が採取できるか？―
　皮弁採取予定部に手術創や外傷がないか、血管茎は使えるか、皮膚穿通枝があるかなど、必要に応じて超音波ドップラーや造影CT画像検査などで評価し、その皮弁が確実に挙上できるかどうか判断する。

―トラブルシューティングは？―
　可能性のあるリスクを考え、その場合の対応策も考えておく。例えば、以下のようなことである。
● 手術既往があるところの移植床血管が使えない場合は、より遠く離れた別の移植床血管とバイパスするか、再建部周辺での局所もしくは有茎皮弁に変更する。
● 皮膚欠損部が皮弁で完全に被覆できない場合は、植皮がやりやすいように脂肪弁や筋弁を大きめに採取する。
● 術後の血流モニタリングが難しそうな場合は、モニタリング皮弁を作る。

　これらの評価とシミュレーションを行ったうえで、皮弁採取部と必要な組織量を決定する。

SKIN and SUBCUTANEOUS TISSUE

■デザイン

　患者の体表にデザインする時は、手術前日に覚醒している状態で、実際に手術中の体位をとって行うとよい。理由は3つで、1つめは患者自身が術後のボディイメージを想像しやすいこと、2つめは麻酔がかかると筋体の輪郭がわかりにくくなるが、覚醒時に力を入れてもらえば筋体や筋間中隔がより正確にわかること、3つめはデザイン後に立ってもらったり服を着てもらったりして、整容的な配慮が十分なされたデザインかどうかが確認しやすいことが挙げられる。

2-3　皮膚切開と皮下組織の剥離

　ここでは大胆モードで進める。
　基本は、　　皮膚切開　　→　　皮下脂肪の切開　　→　　筋膜上での剥離
という手順となる。使う道具はメスと電気メスのほかに、止血のための結紮、クリップ、バイポーラがあればほとんど対応できる。
　皮膚切開は、メスで行い、真皮下血管網からの出血を止血する。皮下組織の切開は、狭い範囲だけ深く入らないように、広く浅く進める。四肢末梢など皮下脂肪が比較的薄く太い皮静脈があるところはメスで、体幹近位など皮下脂肪が厚く細い皮静脈しかないようなところは電気メスで切開する。
　皮膚と皮下脂肪の切開は層を縦断することになるが、筋膜上での剥離は、解剖学的な層に沿って行う。層を剥離する時は、最も剥離しやすい層を剥離すべきであって、鋭的な操作で層を作ってはいけない。筋膜上といっても、しっかりした固有筋膜の上にも薄い膜が1〜2層あり、多くの場合、その薄い膜の間が剥離しやすい。このような層では、適度な緊張を与えながらメスか電気メスで触れるだけで、自然に剥離される。

■メスの使いかた

　小さな15番か中くらいの10番の円刃がよい。20番台の円刃は大きいので、後で血管周囲の剥離をする時に適さない。
　メスは、押しあてて引くことによって切れるので、操作部がメスと一緒に動かないように適度な緊張をかけて固定する。また、円刃はその丸みに意義があるので、立てずに寝かせて持ち、刃の腹で切る。
　押しあてると引く、のバランスで切れ方も変わるので、組織の抵抗の違いを感じて切れ具合をコントロールする。これで、ある程度の太さの血管を残しながらの切開、剥離が可能である。

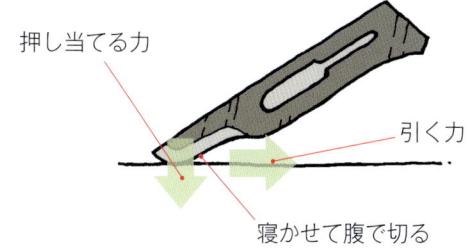

BASIC SKILLS for FLAP HARVEST

■電気メスの使いかた

　電気メスの最大の利点は止血をしながら組織が切れることだが、組織の抵抗がわかりにくく触れただけで組織が損傷してしまうので、ある程度の太さの血管では出血させてしまうことがある。こんな時は、損傷した血管を攝子でつまんで電気凝固する。

　操作部には緊張を与えながら軽く触れるようにして切っていく。触れるポイントを正確にするため、先端のみで操作を行う。よって、切るというよりは、緊張のかかったつっぱりを外すという感覚で使うとよい。緊張がかかっていない皮下脂肪を電気メスの腹で焼いても、脂がにじみ出るばかりで進まない。

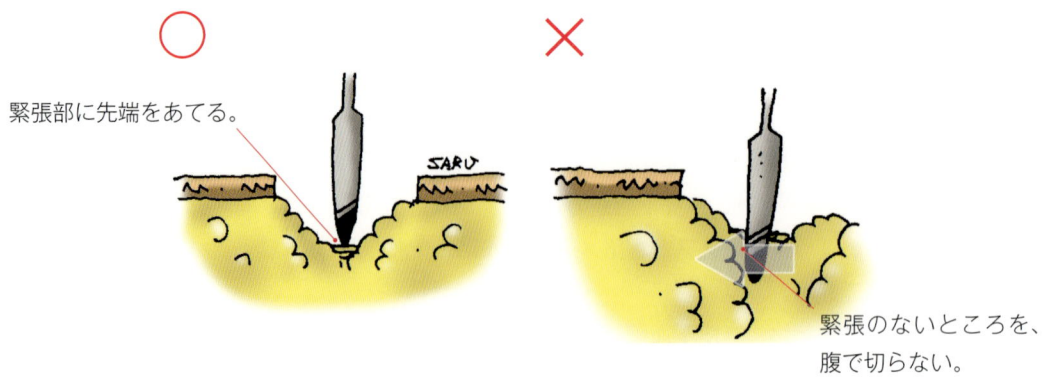

緊張部に先端をあてる。

緊張のないところを、腹で切らない。

■止血の方法

出血の程度が大きい順に、以下で処理をする。

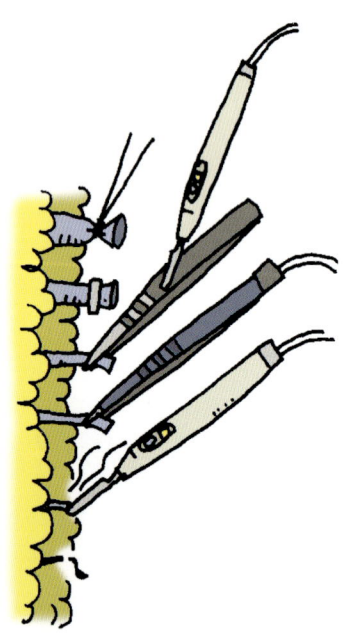

結紮かクリップ

つまんで焼灼（攝子でつまんでモノポーラ、もしくはバイポーラ）

モノポーラで直接焼灼

自然止血に期待（6-0縫合糸くらいの細さ）

特に電気焼灼では止血が確実にできないことがあるので、もれた時は基本的に一段階上げる。

2-4　皮膚穿通枝の確認

　皮膚穿通枝が近くなったら、繊細モードに入る。しかし、皮膚穿通枝を確認するだけで剥離はあまりしないので、大きなギアチェンジは不要である。

　皮膚穿通枝の損傷を避けるために、剥離層は一層深く筋膜ぎりぎりの直上に入る。皮膚穿通枝を確認したら、大胆モードになった時に損傷しないように、繊細モードのままで周囲1cmくらいの安全なところまで剥離をしておく。

　ここでも基本的にメスか電気メスを使うが、細かい作業になるため、使い方を変える。

■メス、電気メスの使いかた

　メスは次のように変える。筋膜直上の剥離では、メス刃に沿って切る操作だけではなく、メス刃を横に滑らせて削ぐスクラッチ操作にする。このスクラッチ操作により、硬い筋膜は残り、柔らかい膜のみを剥離することができる。血管の近くではよりピンポイントな操作を小さな動きで行うので、メスを立てて刃の先で剥離する。

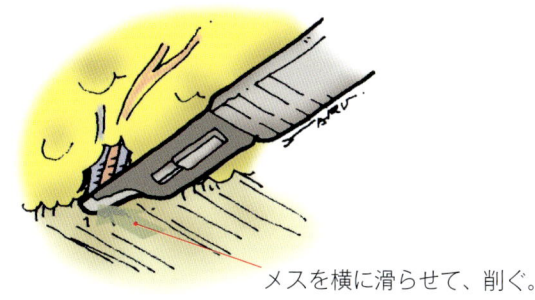

メスを横に滑らせて、削ぐ。

　電気メスはこれまでの焼いて切る操作に加え、血管の周囲ではスイッチを押さず、通電させない状態で鈍的な剥離の操作を行う。骨膜剥離子のような鉄の棒として組織を剥ぐ。

　穿通枝を確認したら、次のステップに行く。

BASIC SKILLS for FLAP HARVEST

2-5　深部組織の剥離

　筋膜の切開、筋間の剥離、筋体の剥離・切離を行う。骨弁では骨の剥離、切離を行う。
ここでは再び大胆モードとなる。

■筋膜の切開

　メス、電気メス、ハサミのいずれでもよいが、ハサミを勧める。理由は、筋膜下の剥離と切開をひとつの道具でできるからである。ハサミは開くことで鈍的に剥離し、閉じることで間にあるものだけを切る。よって、メスや電気メスのようにまだ見えていない筋膜の下にあるものを損傷する危険性が低い。

■筋間や筋体の剥離

　術者の手が最も役に立つ。繊細で組織の抵抗に応じて力の調整もしやすい。手で剥離できない索状物だけを、電気メスやハサミで切る。

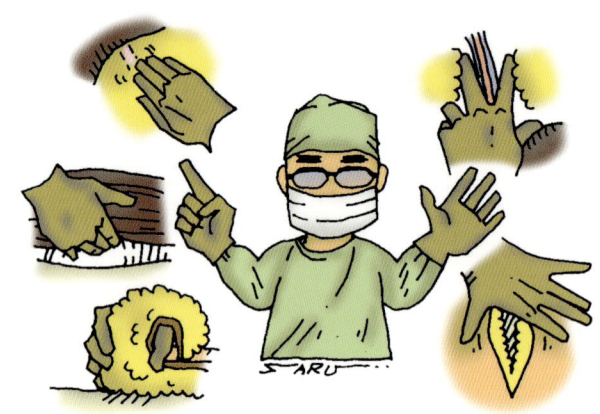

■筋体の切離

　メス、電気メス、ハサミで行う。筋体内で血管を離断すると断端が筋体の中に埋もれて止血しにくくなるので、緊張をかけて薄く切り、血管が透見できた時点で太さに応じた止血処理を行う。この点では、リガシュア®（コヴィディエン社製）などのシーリングデバイスは便利である。
　シーリングデバイスは、挟んで切るまでに数秒の時間を要するために時間がかかるような気がするが、1回で挟める組織量が比較的多く、止血の手間がまったくないことを考えると、効果は大きい。また、ハサミと同じく、切断部の緊張は不要である。ただし、切断面はシールされるため、変形が生じる。

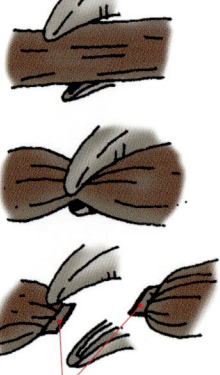

切離部位は変形する。

2-6　血管茎の剝離

■注意点

　血管茎の剝離は繊細モードで行う。同じ術野で血管茎全長を剝離できた方がよいので、繊細モードに入る前に術野を一望できるように大きく展開しておく。血管茎を剝離する時は、次の3つに注意しよう。

―血管を丁寧に扱う―

　血管は些細な刺激でスパスムや内膜損傷を起こすことがある。物理的な侵襲をなくすためには、牽引をせずに鋭的な剝離をするのが一番であるが、実際にはベッセルループによる牽引や、剝離子による剝離で、若干の圧迫を加えざるをえない場面が多い。こんな時でも、血管に負担がかからないように、過度な牽引を避け、ベッセルループを追加して1カ所への負荷を減らすなどして、気を配る。

―出血しても慌てない―

　血管の周りには必ず枝があり、損傷して出血させてしまうことがある。そうした場合は、むやみに術野を動かさないことが大切である。出血に慌てて術野を変えてしまうと、止血点の確認があてずっぽうになり、止血し損じる確率が高くなる。出血点は、たったいま操作したところなので、操作した時と同じ術野で操作部位を確認するのが、正確な出血点を見つける近道である。左手を動かさずに、右手だけガーゼや鑷子などの止血道具に持ち換えて、落ち着いて確認して止血する。それでも出血量が多くて確認できない場合に初めて術野の変更を考える。

―何を剝離しているのか意識する―

　血管の剝離に夢中になって、自分が何を何のために剝離しているのか忘れてしまうことがある。例えば、どうでもよい細い枝の処理に時間をたくさんかけてしまうようなことだ。剝離するものは、①動静脈の血管束、②動脈なり静脈なり血管吻合のための主要血管1本ずつ、③処理すべき枝、の3つしかない。血管束を剝離しているのであれば、多少の周囲組織を含めて剝離すればよいので、枝は気にせずにどんどん処理していけばよい。距離を置いて剝離していれば、枝を損傷しても簡単に止血ができる。血管吻合部であれば、血管吻合できる長さを剝離すればよい。枝を剝離しているのであれば、止血処理できる距離だけ剝離して処理してしまえば終わりである。自分がいま、何のための剝離操作をしているのか意識しよう。

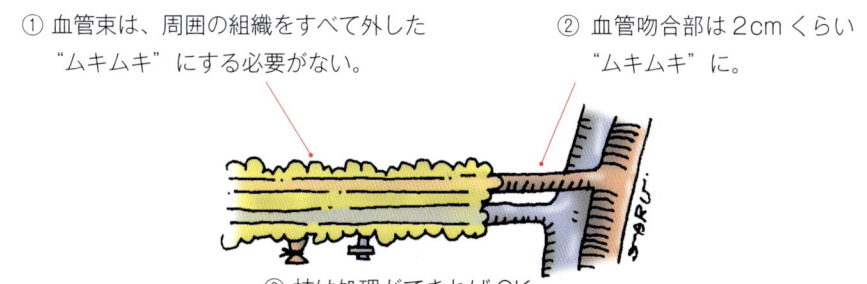

① 血管束は、周囲の組織をすべて外した"ムキムキ"にする必要がない。
② 血管吻合部は2cmくらい"ムキムキ"に。
③ 枝は処理ができればOK。

BASIC SKILLS for FLAP HARVEST

■血管剥離

　血管剥離の基本手順は、①上を剥がす、②ベッセルループで把持する、③枝を処理して横を剥がす、④持ち上げて下を剥がす、⑤血管吻合部を剥離する、である。

①上を剥がす

　血管が見えたら最初に上を剥がし、血管の走行全体を把握する。多くの場合、上面は膜に覆われているので、それを切開して、鈍的に上面を剥離する。

　膜の切開は鋭的に行う。前腕のように開けた術野であればメスでもよいが、多くの場合は深部に向かったトンネル作業になるので、片手で剥離と切開を行えるハサミが適している。著者はレザーエッジ®（ケイセイ医科工業）、スティーブンス型13cmを愛用している。

　鋭的な剥離の利点は、出血した場合に、その出血点がいま切ったところだとすぐわかることである。鈍的であると、どこが引きちぎられて出血したのかわかりにくい。見えないところを無理して切らずに、術野を展開して見えるところを切る。

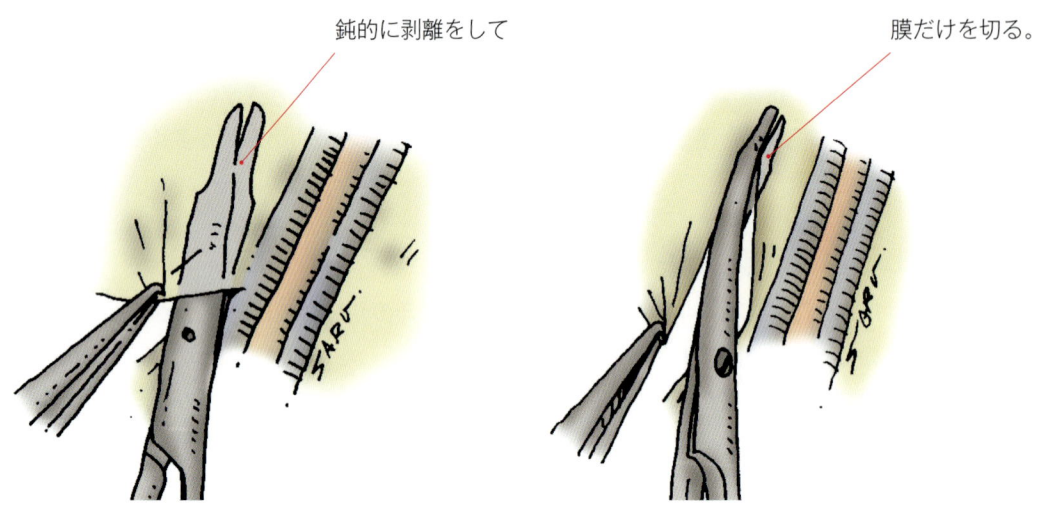

鈍的に剥離をして　　　　　　　膜だけを切る。

VASCULAR PEDICLE

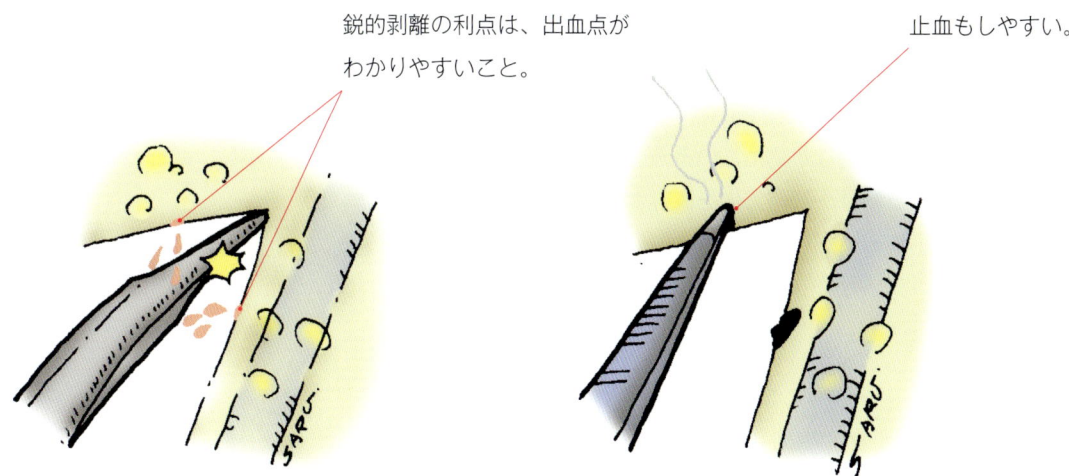

　膜を切開したら、鈍的な剥離で血管の上面を露出する。鈍的な剥離で最初に行うのは、指での剥離である。特に、血管が脂肪組織に埋もれており、周囲との癒着が弱い時に有効である。組織の硬さを感じながら、血管周囲から脂肪組織をはずすようにすると、速く広い範囲で剥離ができる。慣れも必要だが、自分の指なので習得しやすい。

　次は2本の鑷子で行う。両手に無鈎の鑷子をもって、膜や索状物をちぎるように剥離する。あくまでも血管ではなく、血管以外の組織をつまむ。索状物が固かったり、細い血管が含まれたりしていることもあるので、片手は出力を弱くしたバイポーラ、もう片手は普通の無鈎鑷子にすると、止血も同時にできる。

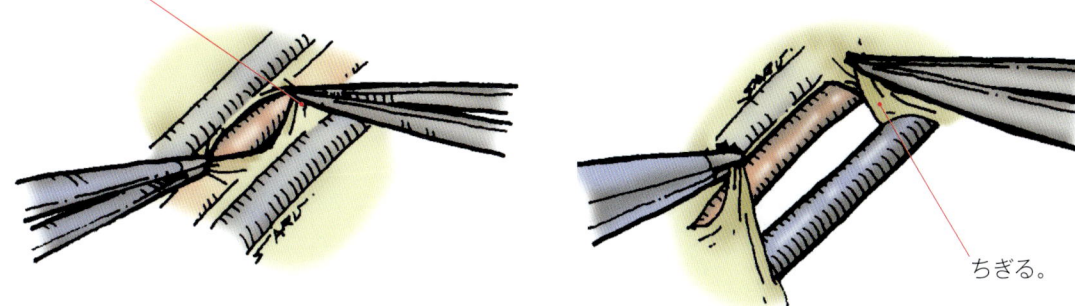

BASIC SKILLS for FLAP HARVEST

　血管剥離子は、開いて剥離するので鈍的な剥離道具という印象があるが、開く前に刺す必要があるので、やや鋭的でもある。いきなりずぶっと深く刺して出血させると、出血点が見えないので止血が難しい。見えていないところに刺入する時は、少し刺して開いての剥離を繰り返しながら少しずつ進める。

　基本は、膜や索状物など見えているものを剥離する場合はそれに沿って剥離し、血管の横など見えないところを剥離する時は、剥離方向を直行させる。

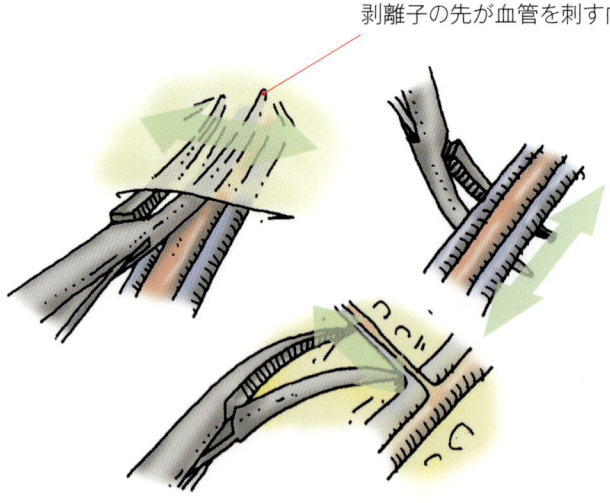

剥離子の先が血管を刺す向きにしない。

見えている膜や索状物（枝や血管、神経）を剥離する時は、それに沿ってすくうように。

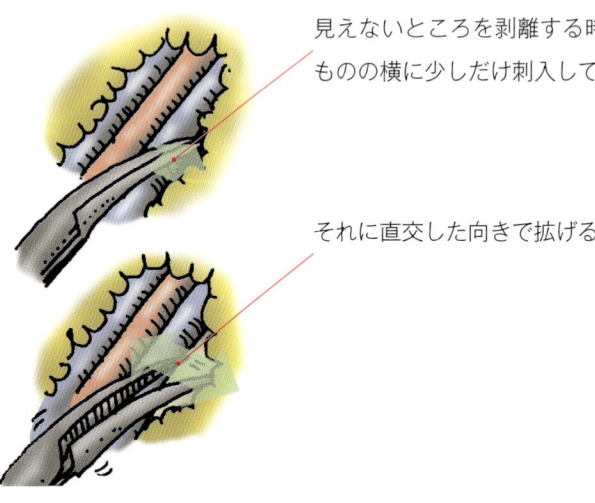

見えないところを剥離する時は、目的のものの横に少しだけ刺入して

それに直交した向きで拡げる。

②ベッセルループで把持する

　枝が無さそうなところを選んで剥離子を通し、ベッセルループをかける。次に横の剥離をしやすいように、かけたベッセルループを引っぱって血管の牽引具合を確認し、牽引が不十分だと感じたら、ベッセルループを複数本かける。剥離する血管を助手に示すためにも、ベッセルループはかけた方がよい。

③枝を処理して横を剥がす

　血管の横には枝が多い。大胆モードの時と違って、より正確に枝を処理しなければいけない。太い順に次のような処理をする。

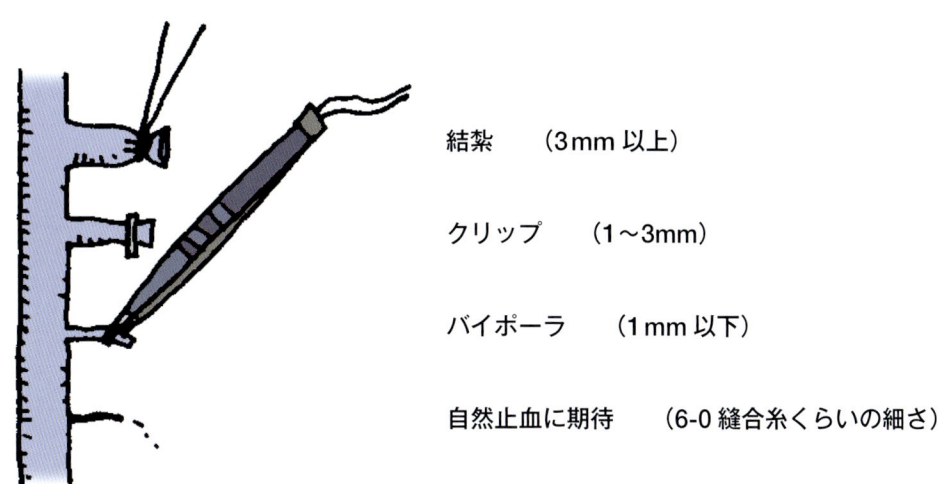

結紮　　（3mm 以上）

クリップ　（1～3mm）

バイポーラ　（1mm 以下）

自然止血に期待　（6-0 縫合糸くらいの細さ）

　シーリングデバイスは、処理部が主血管から 10mm くらい離れていれば問題なく使える。
　これらの手技は、例えば糸やクリップが滑り落ちる、焼いても血が出る、などで、うまくいかないこともあるので、主血管からはできるだけ距離をとって処理する。
　枝を処理する時は、重要な方を先に行う。例えば主血管茎から出る枝であれば、血管茎側を先に処理する。反対側から出血しても、ある程度大雑把な操作で止血が可能だからだ。
　クリップで枝を噛む場合、多くのデバイスは傾きがついているので、同じ向きで噛むとクリップ間の距離が狭くなる。距離が狭くなりそうな時はデバイスを持ち換えて、クリップ間の距離を少しでも広くとる。

✕ 処理できる距離が短い時は、同じ向きで噛むと間が狭くて切りにくい。　　〇 こんな時、反対側は向きを変える。

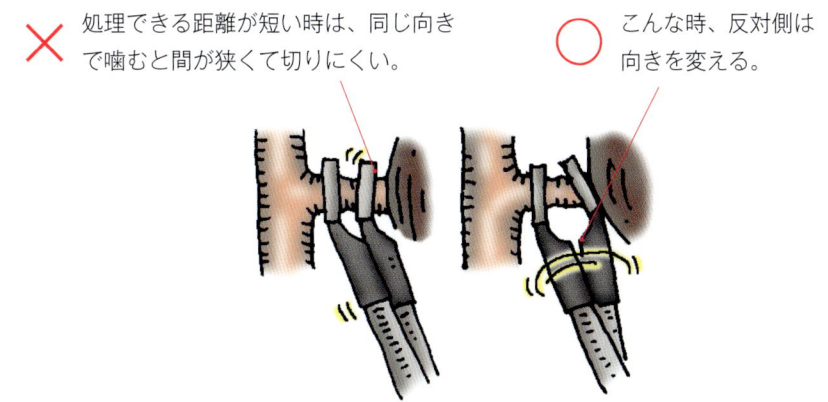

バイポーラで凝固した後に助手に切ってもらう場合は、2 カ所焼く。その方がどこを切ればよいか判断しやすい。

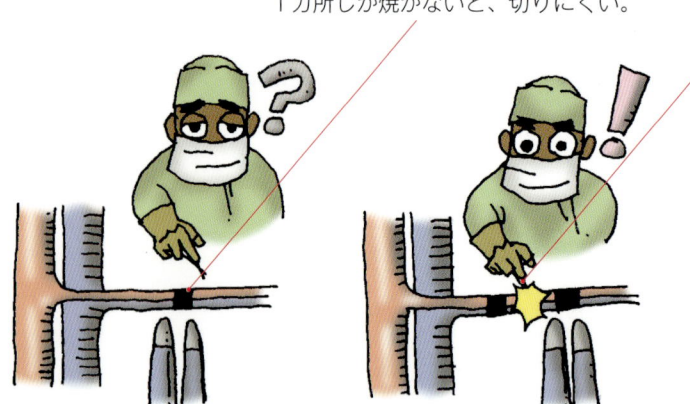

1 カ所しか焼かないと、切りにくい。　　2 カ所焼けば、切りやすい。

④持ち上げて下を剥がす

横が剥離できたら、血管を持ち上げることができる。下にも枝があったら処理をし、残りの組織はハサミか鑷子で剥離する。

⑤血管吻合部を剥離する

まずは移植床血管の動静脈の太さと位置から、動脈と静脈がどれくらい離れていた方がよいか、血管茎の長さはどれくらい必要か（挙上後に短くすることもできるので、なるべく長く剥離しておいた方が安全）、吻合できる静脈は何本か、など血管茎に求められる条件を整理する。次に皮弁側を観察し、枝、根部からの分岐の位置などから、実際の血管吻合予定部を決定する。

結紮処理部、切り離し部、クリップ把持部などを考えて、2cm くらいは血管周囲を剥離する。この 2cm 以外は、いわゆる"血管ムキムキ"に剥離する必要はない。

2-7　残りの組織の剥離と血管切り離し

　筋体などの残った組織は大胆モードで切離し、血管茎だけつながった島状にする。
　この時点で血流を確認し、血流再開後の参考にする。また、移植先が深部の場合は、血流再開後の止血が困難になるので、止血も十分に行う。
明らかに組織のボリュームが多い時は、ハサミでトリミングを行う。ハサミは少ない緊張で組織を切れるので、トリミングの際にも牽引による変形の影響が少ない。

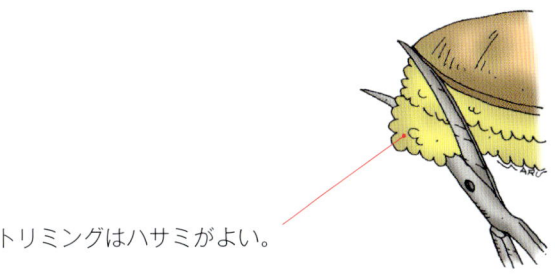

トリミングはハサミがよい。

　血管茎を切り離す時に最初にすることは、動脈にクリップをかけることである。先に静脈を駆血してしまうと、例え短時間であっても皮弁が鬱血することになる。先に結紮してしまうと、血管の状態が悪い場合は、血管がつぶれて内膜が剥がれてしまうことがある。

　これ以降の、動脈の根部結紮、動脈切離、静脈のクリップ、静脈の結紮、静脈切離は、根部を結紮した後に血管を切るということ以外、どんな順番で行っても問題はない。ただし静脈の距離を稼ぎたい場合は、動脈を先に切離した方が静脈だけに緊張がかけられるので、わずかだが中枢側で処理することができる。

3 前腕皮弁

RADIAL FOREARM FLAP

3-1 OVERVIEW

3-2 PREPARATION

3-3 OPERATION

3-4 POSTOPERATIVE CARE

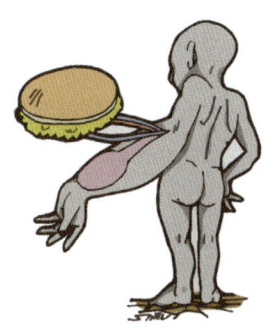

各論の最初は前腕皮弁です。この皮弁で軟部組織と血管を剥離する上での基本手技をおさえましょう。薄くしなやかな皮弁、長い血管茎が使えます。

3-1 前腕皮弁の概要

皮弁に含めるもの
橈骨動静脈：血管茎である。橈側手根屈筋（Flexor carpi radialis；FCR）と腕橈骨筋の間にある。
橈側皮静脈：皮下組織内にあり、肘窩付近で橈骨静脈との間に交通枝がある。太くて長さも十分なので、静脈吻合にはこれが便利。
橈骨動静脈の皮膚穿通枝：筋間中隔内に細いものがたくさんあるので、層ごと残すように温存する。

残すもの
橈側手根屈筋（FCR）腱の腱膜：植皮の生着のために必要。
橈骨神経浅枝：末梢では皮下に、中枢では腕橈骨筋の下つまり橈骨動静脈の横にある。
尺骨動静脈：これを残す位置で血管茎を処理する。

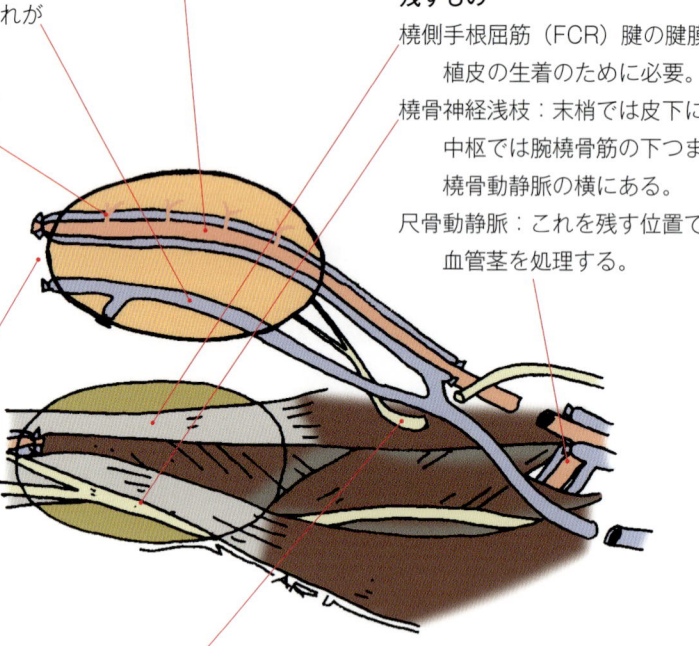

切るもの
橈骨動静脈と皮静脈の末梢：末梢は処理するので、あまり気にかけない。
外側前腕皮神経、皮弁の入り口は細いのであまり気にせずに処理することになるが、肘窩付近で静脈を剥離する際には太い神経を処理することになる。

■特徴

　前腕皮弁の特長は、皮膚、皮下脂肪ともに薄く柔らかいことである。また、解剖学的な変異も少なく、血管茎からすぐに皮膚穿通枝が立ち上がるので、皮弁の血流が安定している。血管茎は長さも口径も十分であることが多いので、吻合も比較的簡単にできる。しかし、採取部が露出部で日常的によく使う部位であるという欠点がある。左右採取側による皮弁の違いはあまりないので、可能なかぎり利き手と逆側から採取する。

3-2　術前

■マーキング

橈骨動脈
手関節付近、肘窩付近で拍動を確認してマーキングし、その間は何となくでよい。

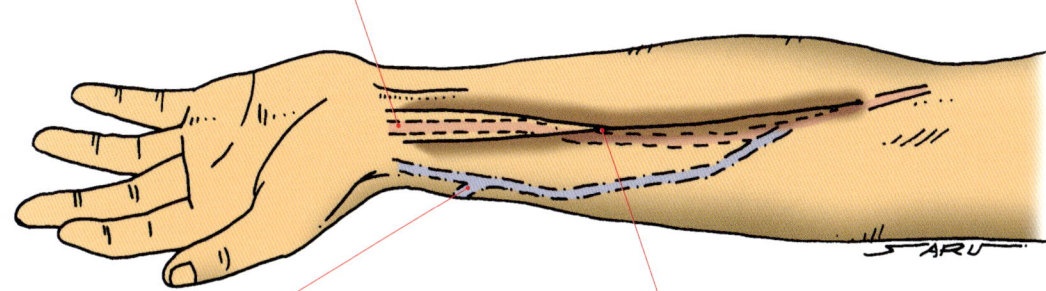

橈側皮静脈
皮静脈すべてではなく、皮弁に含めて挙上する血管をマーキングしておく。処理が必要となる太い枝もマーキングしておくとよい。

FCRと腕橈骨筋の筋間
Y字型になり、抹消のVの間が橈骨動脈から皮膚穿通枝が密集する大切なエリアである。

■皮弁のデザイン

橈骨動脈と橈側皮静脈を含める。

尺側切開線は少なくともFCR直上から外。

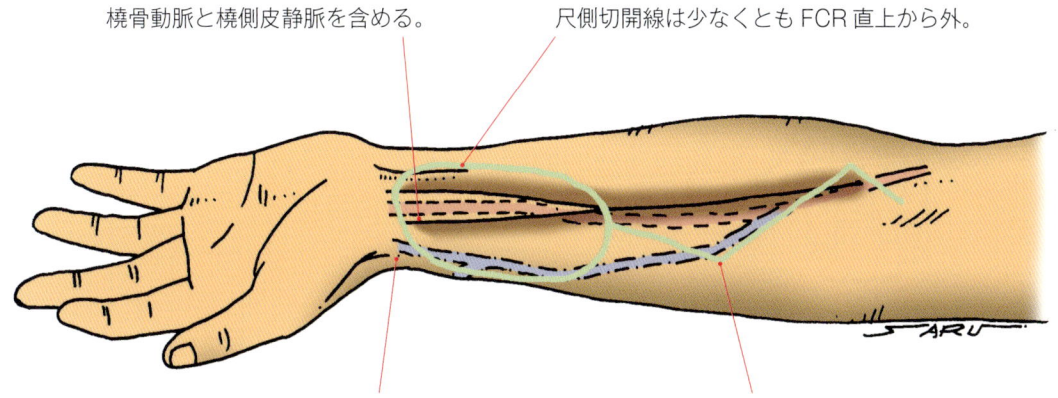

運動時のつっぱり感が強くなるので、手関節に入らない。つまり、皮弁の末梢端が茎状突起の頂点を越えない。

皮静脈を剥離しやすいようなジグザグの追加切開。

RADIAL FOREARM FLAP

■検査

アレンテスト（Allen Test）

　　前腕皮弁を採取して橈骨動脈の順行性の血流がなくなっても、尺骨動脈系からの交通で母指・示指の血流が保たれるかどうかを確認する。

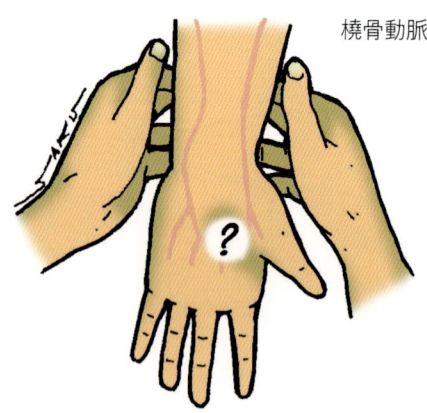

橈骨動脈と尺骨動脈が末梢で交通しているか？

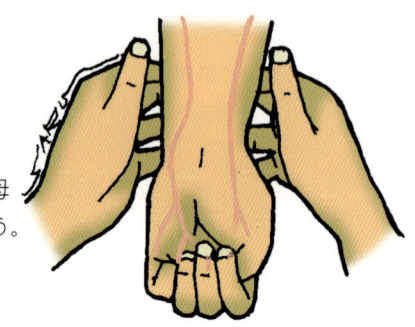

① 主に母指の血行を確認したいので、母指を中に入れて、ぎゅっと握ってもらう。

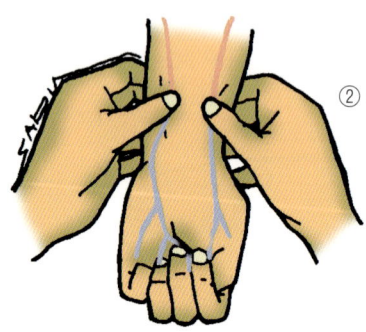

② 橈骨動脈と尺骨動脈を圧迫して

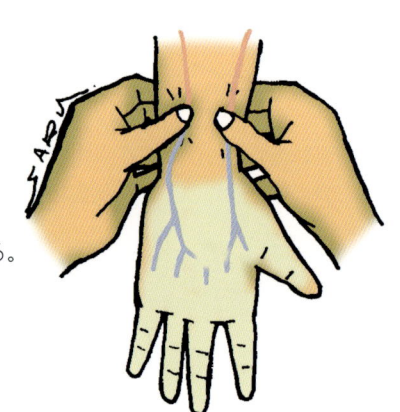

③ 手を開いてもらうと、真っ白になっている。ここで、尺骨動脈側だけ圧迫を解除する。

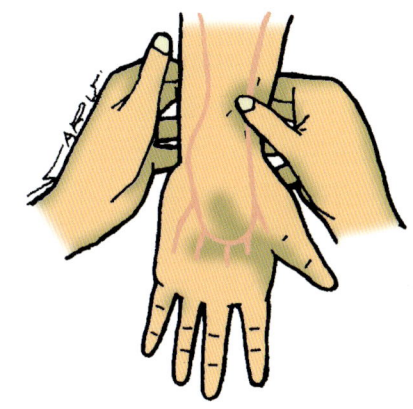

母指まで色がよくなったら「アレンテスト陽性（＝正常）」であり、前腕皮弁採取可能と判断する。

10秒くらい待っても母指の色が白いままであれば「アレンテスト陰性」で、末梢の交通がないと判断し、この腕での前腕皮弁採取はあきらめる。色の違いがわかりにくい場合は、橈骨動脈の圧迫を解除した後の色と比較してみる。

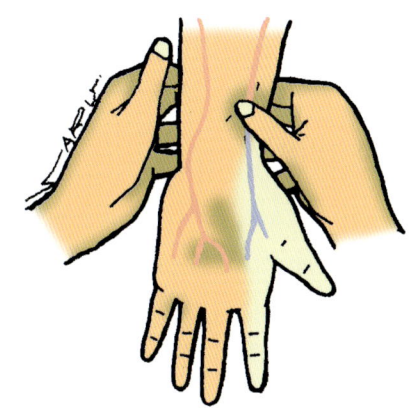

解剖的な変異は非常にまれなので、その他の検査は不要である。

■インフォームド・コンセント

- 術後安静度：2週間ギプス・シーネで手関節を中心に前腕から手掌まで固定する。離床時は三角巾を使用して下垂禁止とする。
- キズあと：植皮部が陥凹する。また、採皮のために鼠径など他部位の手術操作が必要となる。
- 運動障害：筋肉や神経損傷による運動障害はないが、創部のつっぱり感による運動障害がある。
- 知覚障害：橈骨神経浅枝損傷により、母指橈側のしびれ感や疼痛を来す可能性がある。
- 指尖冷感：前腕の2本の主要血管うち1本を切ってしまうので、寒い時期には冷感が出る可能性がある。
- 創部合併症：植皮生着不良、一般的な局所感染、内出血などの可能性がある。

■必要な道具

- 開創器：腕橈骨筋と橈側手根屈筋の筋間を展開する時に便利。5〜7爪の中くらいのサイズがよい。
- メス：剥離に用いる。
- リガクリップなどの止血クリップ：橈骨動静脈からは比較的太い枝がたくさん出ている。駆血時間短縮のためにも素早く枝を処理していきたいので、あると便利。

RADIAL FOREARM FLAP

●ターニケット：駆血圧は製品の違いもあるが、その時の患者の血圧 +50〜100 mmHg 程度でよいとされている。多くの症例では 250 mmHg で設定している。時間は2時間以内とされているが、90分を目安にして、それをオーバーしそうな場合は駆血を解除して10分ほど還流した後で、再度駆血する。

注意しなければいけないのは、駆血時間も皮弁の虚血時間となることである。駆血を解除して最低10分ほど還流してから血管茎を切り離さないと、皮弁の虚血時間が長くなってしまう。

ターニケットをしていると止血がおろそかになりやすく、除圧した時に大量に出血することがある。対策は3つある。1つめは、エスマルヒなどで駆血すると静脈が虚脱して見えにくくなるので、手で軽くしごく程度の駆血でとどめ、血管内に血液が残った状態にしておくこと、2つめは、駆血を解除する時に、前腕全体を伸縮包帯などで軽く圧迫止血しておくこと、3つめは、やはりこれに尽きると思うが、駆血しているとはいえ、きちんと止血操作をすることである。

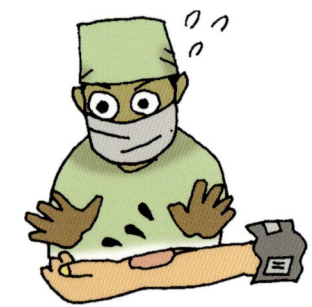

■体位と準備

手台に乗せて手術をする。前腕皮弁を採取する場合、上肢だけの手術と異なり主術野である移植床の手術が同時に行われていることが多い。よって、高さが半固定式の足のついた手台ではなく、手術台に固定できる足のないものにしないと、手術台の高さを変えたい時に困る。

体位は肩関節を外転した方が、術者と助手が向かい合って操作できるのでやりやすい。この場合、ある程度器械が乗せられるように大きめの手台を準備するとよい。20 cm ほどの幅の手台を使う場合は、2つ並べるとちょうどよい。

同時術野が頭頸部などで上肢を外転しにくい場合は、手術台の横に手台を追加して体幹に近いところで採取する。この場合の助手は横からアシストすることになるが、実際はあまり入れない。術者1人で手術を進めるつもりで開創器などをうまく使い、結紮などの時のみにアシストしてもらう。

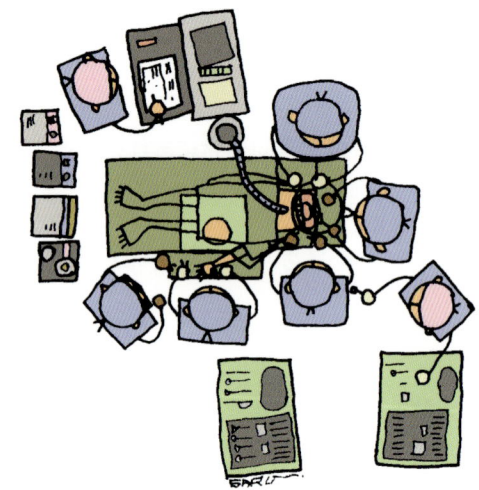

3-3　挙上

◼︎皮弁橈側の剥離

ここで行うことは3つ。
① 橈側皮静脈を皮弁に含めて末梢を切る。
② 橈骨神経浅枝を残す。
③ 血管茎となる橈骨動静脈の末梢を切る。

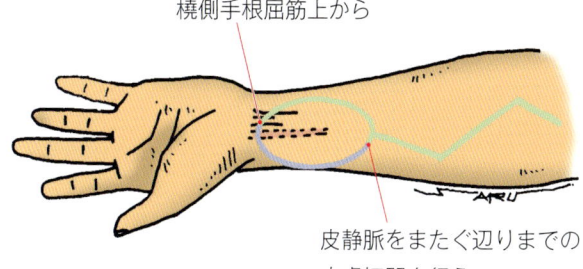

橈側手根屈筋上から

皮静脈をまたぐ辺りまでの
皮膚切開を行う。

1 橈側を皮膚切開し、皮下組織を剥離する

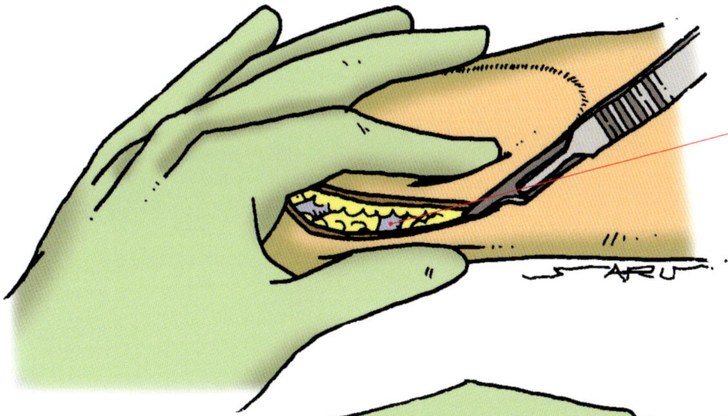

皮静脈は浅筋膜の下にあることが多いので、よほどメスを深く入れない限り損傷することはない。もし損傷したとしても切るところなので、動揺せずにさっさと処理する。

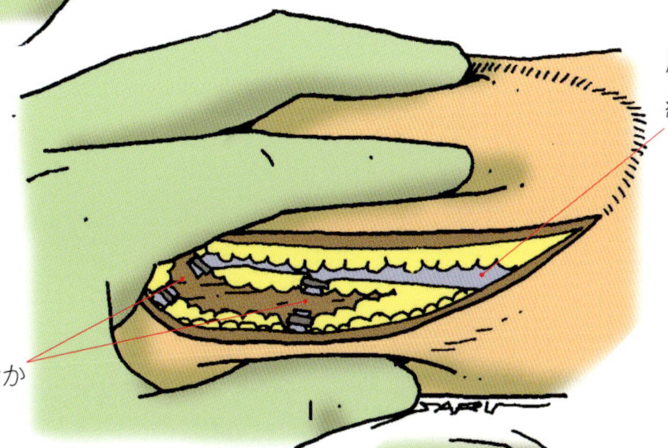

皮弁に含める皮静脈が中枢側に続いていることを確認する。

枝は切る。処理は、結紮か止血クリップとする。

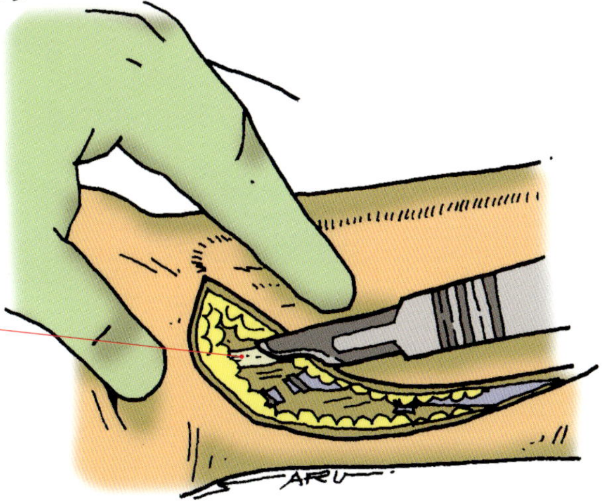

橈骨神経浅枝を見つける。左手の牽引方向を変えながら索状物を探し、それをメスでしごくようにすると見つけやすい。

25

RADIAL FOREARM FLAP

皮弁橈側の層解剖

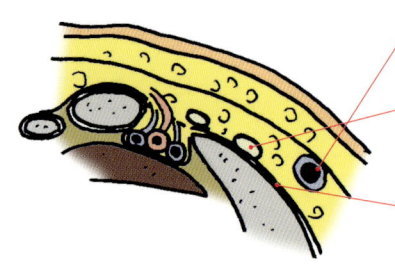

皮静脈は浅筋膜直下にある。

橈骨神経浅枝は深筋膜直上にある。皮静脈と同じ皮下脂肪深層だが、若干深さが異なる。

腕橈骨筋腱膜と深筋膜の間が簡単に剥がれる。

橈骨神経浅枝の走行

腕橈骨筋の橈側から皮下に出てくる。

多くの場合、2～3mm の太い橈側のものと、1～2mm の細い尺側の2本に分枝する。

尺側の枝は、皮静脈をまたいだり、橈骨動脈からの皮膚穿通枝付近を走行したりすることがある。この場合は皮弁の血行を優先して神経の枝を切るが、母指橈側の知覚障害が残る。

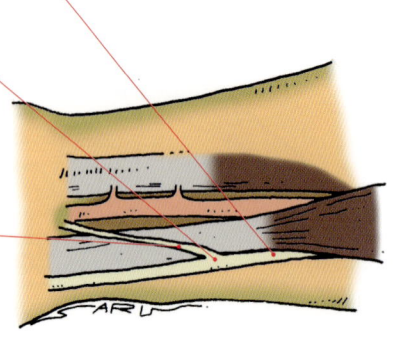

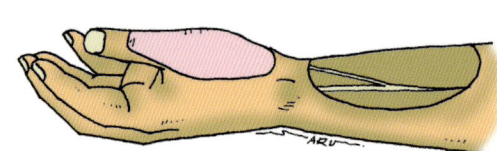

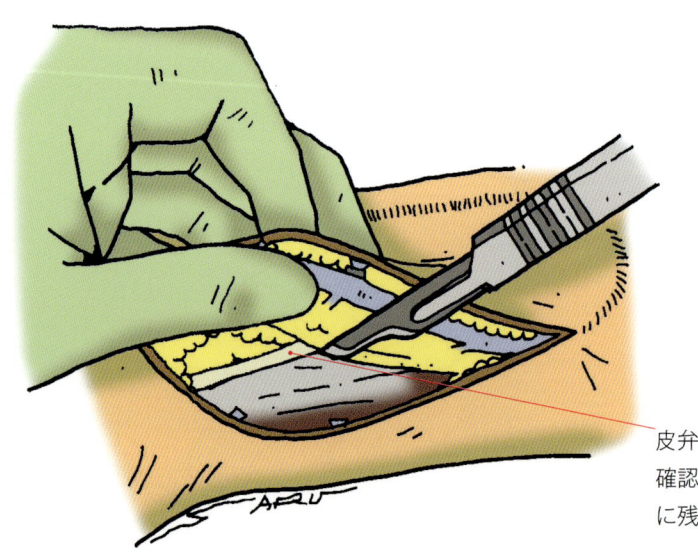

皮弁を持ち上げて、深筋膜の裏から神経を確認する。皮静脈は皮弁に含め、神経は下に残すので、ここからちょっと難しい。

26

OPERATION

橈骨神経浅枝の剥離

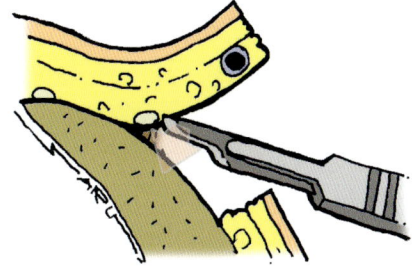

① 剥離したい神経の外側の深筋膜を、メスの先で神経に沿って切開する。

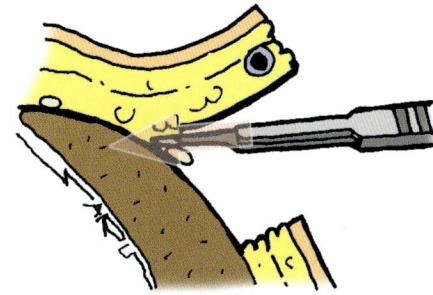

② 神経の上にメスでブスっと入って

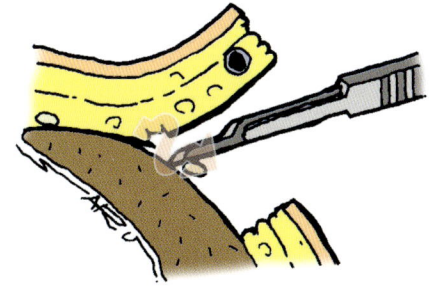

③ メスの裏側で、半鈍的に神経を引っぱり出す。

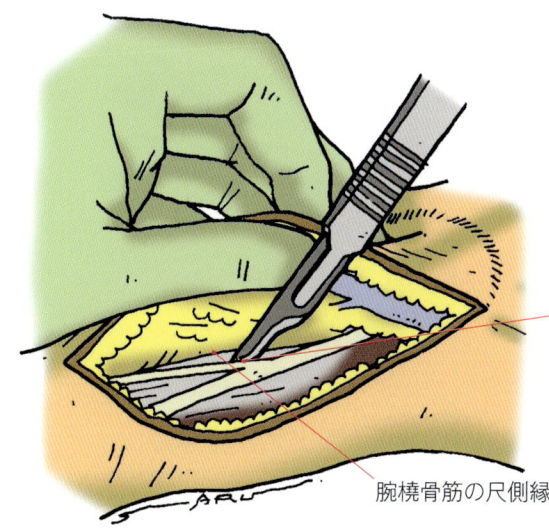

尺側の細い枝を残せない場合はここで切る。

腕橈骨筋の尺側縁まで剥離する。

RADIAL FOREARM FLAP

2 橈骨動静脈の末梢を処理する

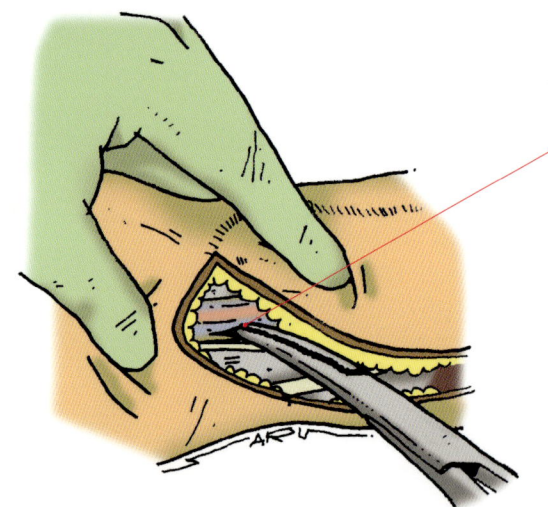

血管剥離子などを橈側から挿入し、剥離子を反転させてすくい上げる。血管の下、橈骨との間には筋膜と長母指屈筋だけしかないので、怖がらずにいく。

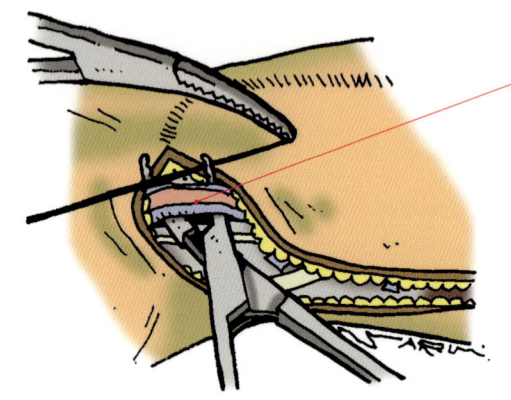

確実な結紮処理ができる十分な長さで剥離して、結紮糸を通す。

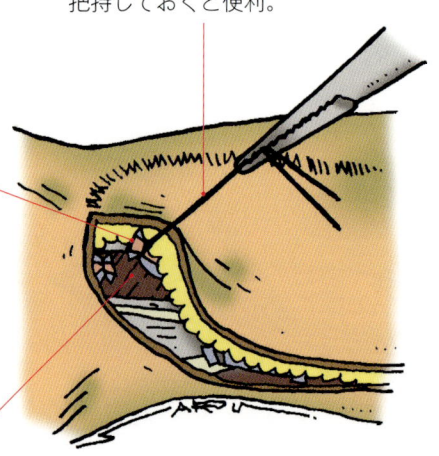

橈骨動静脈は皮弁と一緒に挙上するので、結紮糸を長く残して把持しておくと便利。

切り口に動脈断端があることを確認する。もしなければ、さらに奥か横に血管が残っているはずなので、もう一度トライする。

奥には、長母指屈筋の筋体かその直上の腱膜様組織が見える。

❷皮弁尺側の剥離

ここで行うことは2つ。
① FCRの腱膜を残す。
② 皮弁 – 皮膚穿通枝 – 橈骨動静脈を確実につなげる。

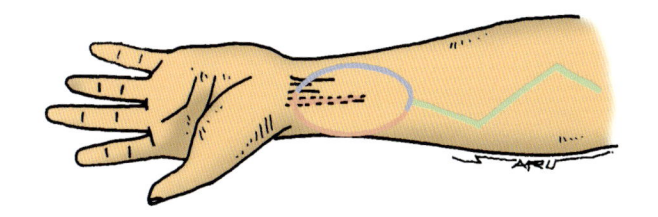

① 皮弁全周を切って剥離する

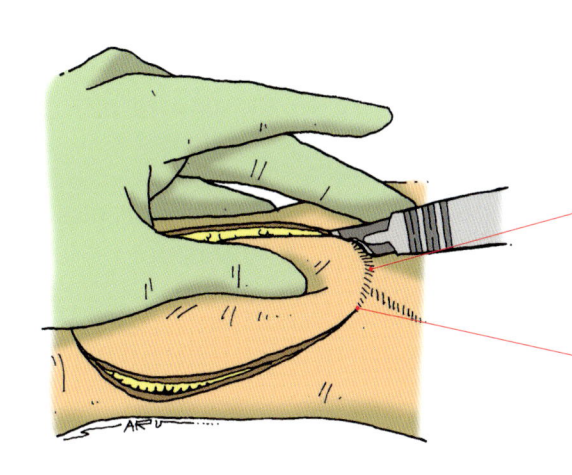

外側前腕皮神経の末梢が皮弁内に入ってくるが、1mm程度なので気がつかないかもしれない。知覚皮弁にするのであれば温存だが、そうでなければ切ってよい。

温存する皮静脈を損傷しないように気をつける。

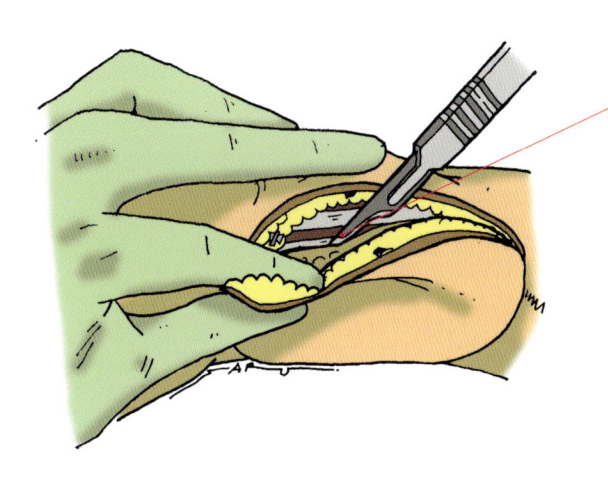

緊張をかけると、皮下脂肪の深筋膜と（浅指屈筋か長掌筋の）固有筋膜の間の層で簡単に剥離できる。

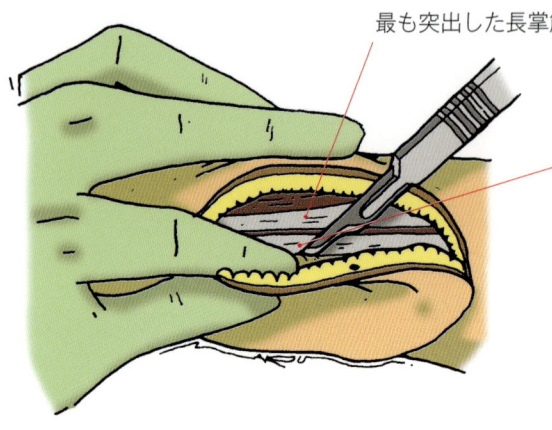

RADIAL FOREARM FLAP

最も突出した長掌筋腱上も同じ層で剥離する。

FCR 上の剥離が第 2 の関門である。慎重派は腱膜と皮膚穿通枝を残すために手が遅くなり、大胆派は、思わず剥離しすぎて橈側に連続しそうになる。下の図を参考に、怖がらずに、かつ丁寧に剥離しよう。

皮弁全体にまっすぐに緊張をかけて、穿通枝を見ながら鋭的に剥離する。

皮膚穿通枝は FCR 寄りの深筋膜内か直上にある。

これまで簡単に剥離してきた層でいくと穿通枝に近くなるので、やや危険。かなり薄いがもう一層下の層に入り、腱膜を一層残す。

FCR の腱膜上のみ剥離して、奥には進まない。

2 橈骨動静脈末梢を剥離する

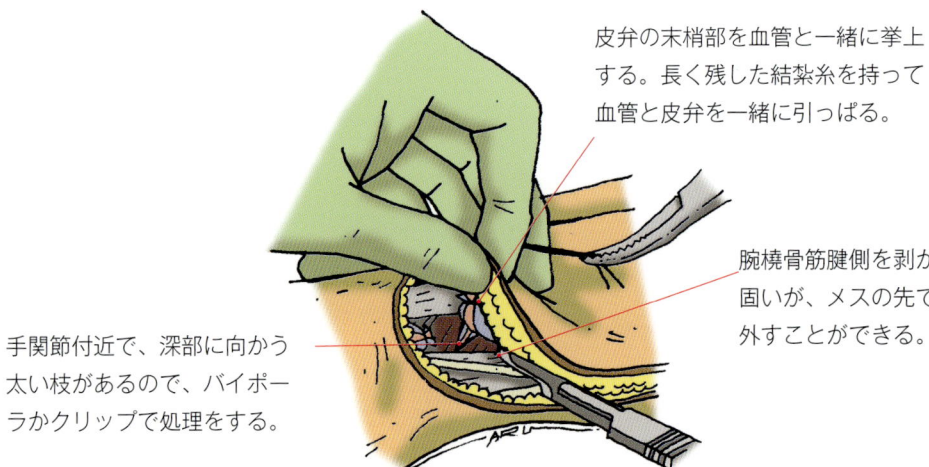

皮弁の末梢部を血管と一緒に挙上する。長く残した結紮糸を持って血管と皮弁を一緒に引っぱる。

腕橈骨筋腱側を剥がす。腱縁はちょっと固いが、メスの先でぱつぱつっと簡単に外すことができる。

手関節付近で、深部に向かう太い枝があるので、バイポーラかクリップで処理をする。

OPERATION

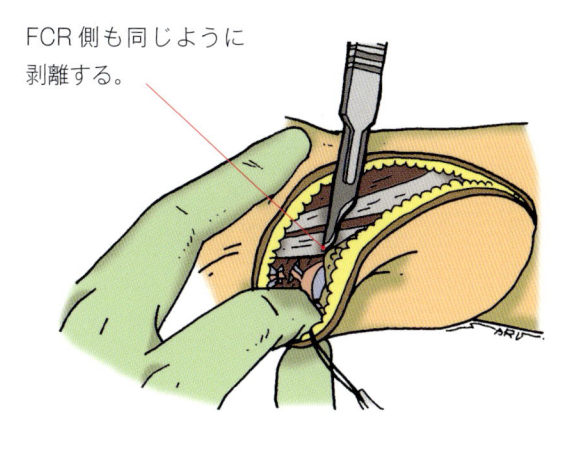

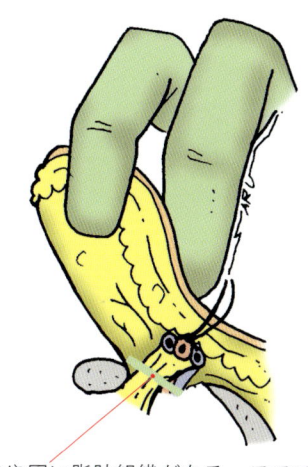

FCR 側も同じように剥離する。

血管周囲にはやや固い脂肪組織がある。ここでの目的は皮弁と血管の連続性を維持することなので、血管と穿通枝の位置関係を確認したら、それに影響しない脂肪組織はバイポーラなどで処理してまっすぐに切る。この脂肪組織内には解剖学的に重要なものはないので、枝があろうとなかろうと焼いて切ってしまう。

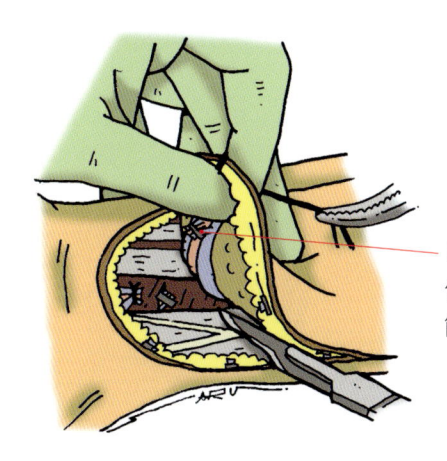

ここでは血管茎と皮弁を一緒に挙上するための取っかかりを作るだけである。深部に向かう太い枝を1組処理するだけで、簡単に2cmくらい剥離できるので、それでいったん終了する。

RADIAL FOREARM FLAP

3 血管茎の剥離

最後のステップは、皮静脈と橈骨動静脈を剥離して、皮弁を島状にすることである。

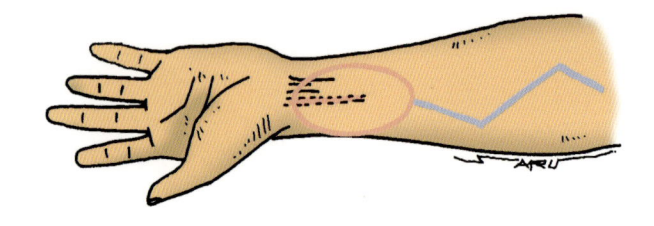

1 追加切開部を皮膚切開し、皮静脈を剥離する

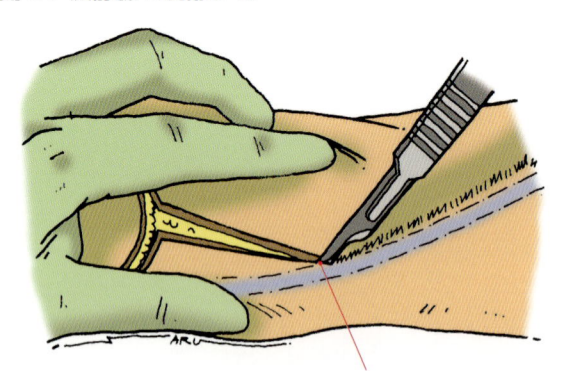

皮膚を浅筋膜上まで切開し、バイポーラで止血する。

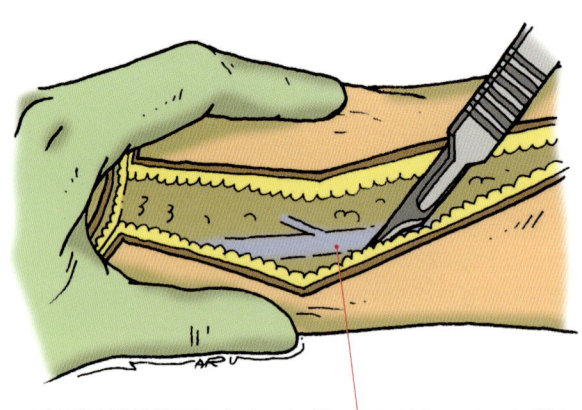

皮静脈は浅筋膜下にあることがほとんどなので、まずは浅筋膜上で鋭的に剥離して血管の全貌を確認する。

ある程度剥離したら、ジグザグの三角部の皮下組織をモスキートなどで把持して創を広げておく。

ちなみに現時点ではこの部分の皮弁下の剥離は行われていない。

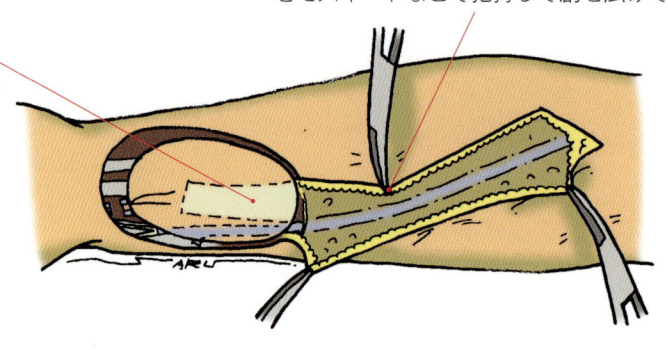

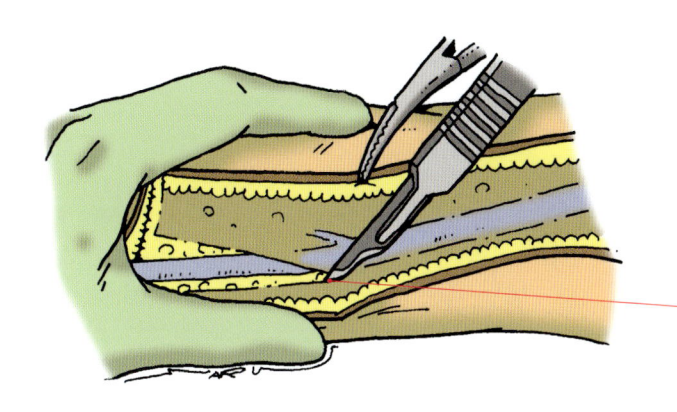

OPERATION

皮静脈の剥離はメスで行う。

皮静脈の剥離方法

① 皮膚に適度な緊張をかけて切開する。

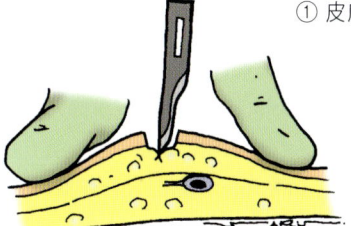

② 浅筋膜上を剥離する。半鋭的に簡単にできる。

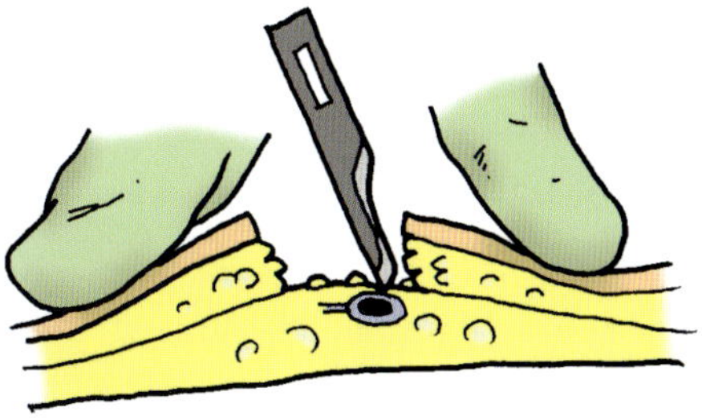

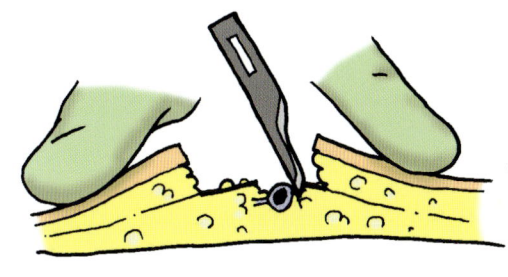

③ 静脈のちょっと横で浅筋膜を切開する。

枝は太さに応じた処理をしてから切る。

④ 皮静脈の両側をメスで剥離する。

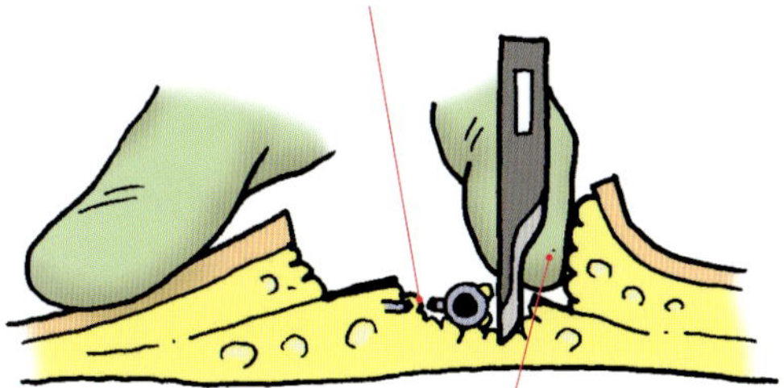

浅筋膜を切開すると緊張がかけにくくなるので、左手を上手に使って常に緊張をかけ続ける。

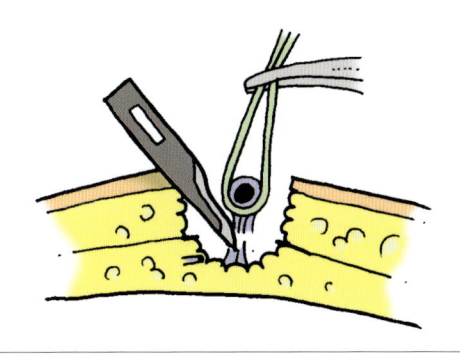

⑤ ベッセルループで血管を把持し、裏側の剥離部に緊張をかけながら処理する。

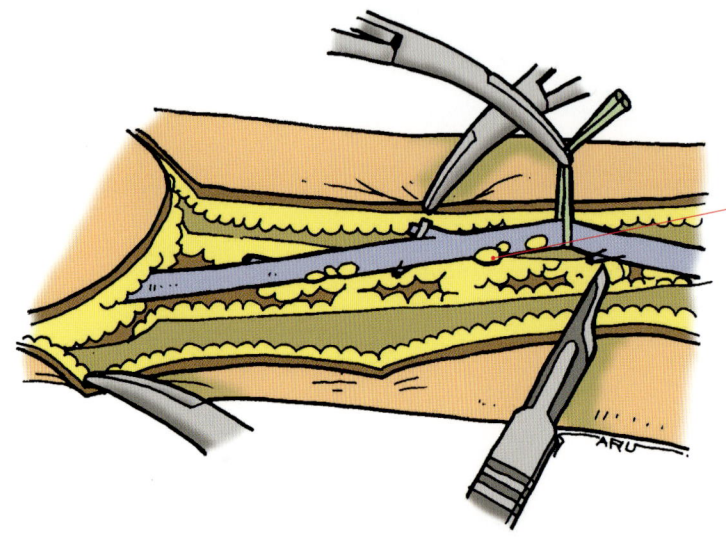

RADIAL FOREARM FLAP

皮静脈を"ムキムキ"の状態にする必要はないが、目的とする血管の近くで剥離した方が、血管を見ながら進められるので安全である。適度に血管に緊張をかけて剥がれやすい層で剥離する。血管周囲に多少の脂肪組織が残っても構わない。

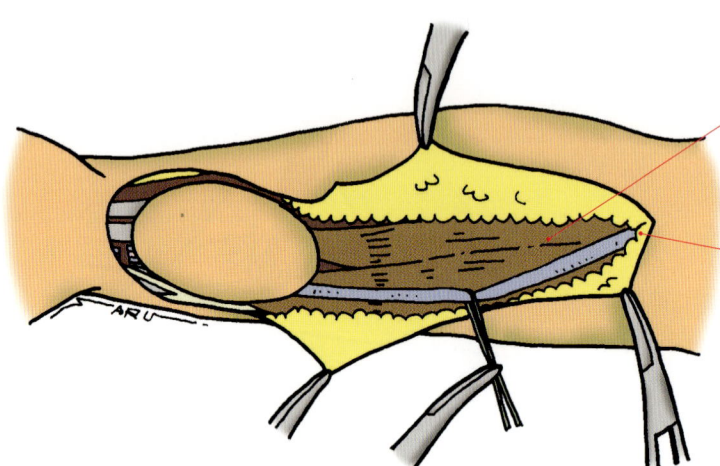

血管を残したら、深筋膜と固有筋膜の間の簡単に剥離できる層で展開し、腕橈骨筋とFCRの筋体を出す。

皮静脈と橈骨静脈との交通枝付近はあとで剥離する。剥離した皮静脈を軽く引っぱれば、おおよその交通枝の位置がわかる。

2 筋間を剥離して血管を出す

腕橈骨筋とFCRの筋間は、意外とわかりにくい。解剖学的には、腕橈骨筋がFCRの上にかぶさっており、思ったより尺側にある。「この辺だろう」と思うところよりちょっと橈側で、腕橈骨筋の固有筋膜を切開する。

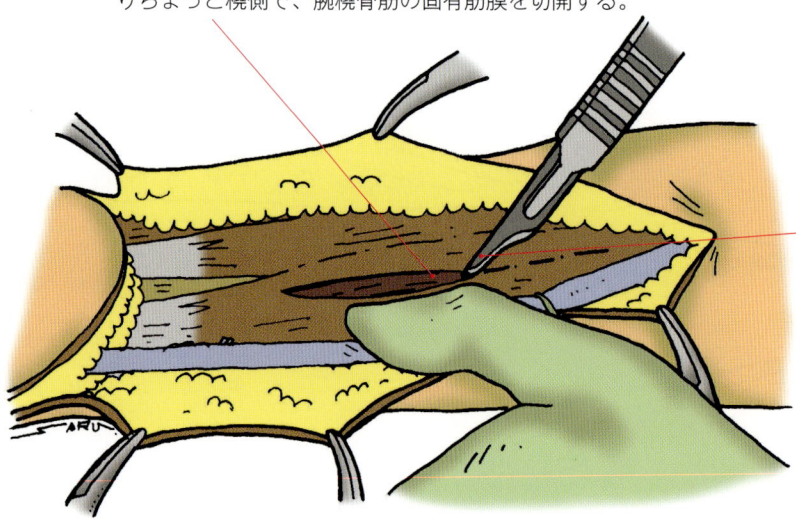

深部まで切り込まないように、メスは寝かせて腹で筋膜だけを切る。

OPERATION

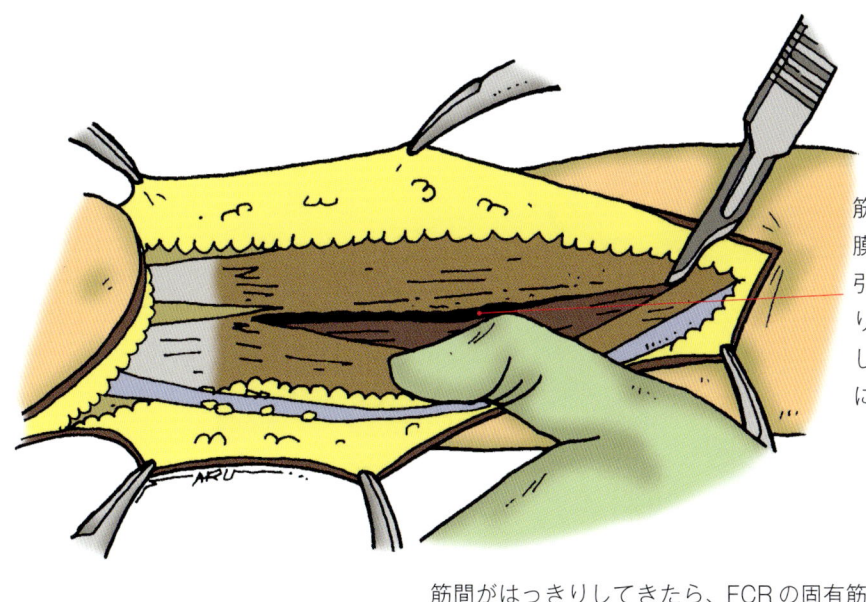

筋体に緊張をかけながら固有筋膜を切開すると、筋体のみが引っぱられてきて筋間がはっきりしてくる。さらに筋体のみ少し剥離して筋間を広げると、下に血管が透けて見える。

筋間がはっきりしてきたら、FCRの固有筋膜も同様に切開して筋体を剥離する。

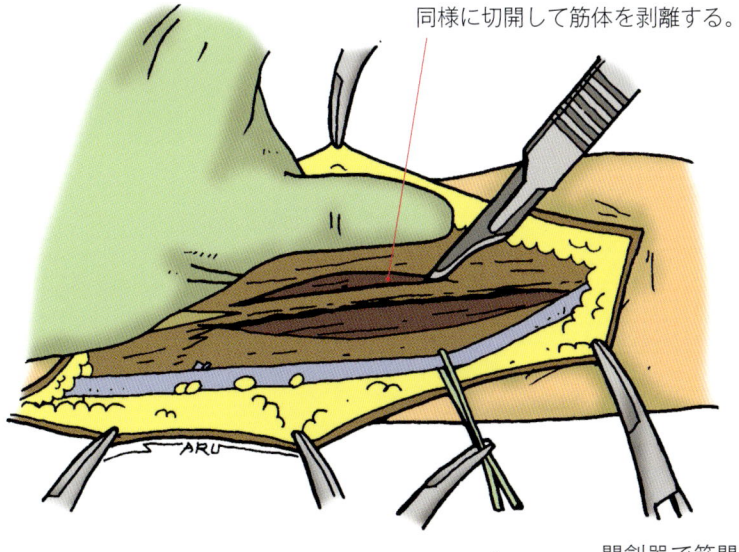

開創器で筋間をぐいっと開くと、橈骨動静脈が透けて見える。

腕橈骨筋の裏側には、血管だけでなく橈骨神経浅枝もあるので、開創器の先で傷つけないように気をつける。

RADIAL FOREARM FLAP

皮弁橈側のまだ剥離されていない部分を剥離する。
血管が見えているので、比較的安心だ。

ファインに攻めたいので、メスの先で剥離する。

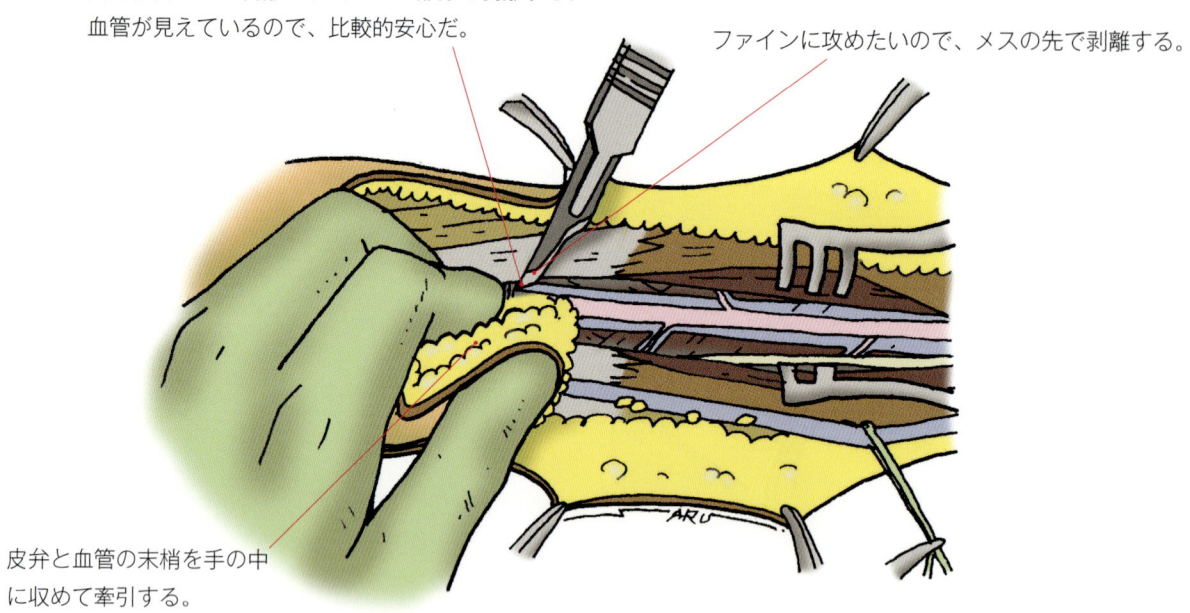

皮弁と血管の末梢を手の中に収めて牽引する。

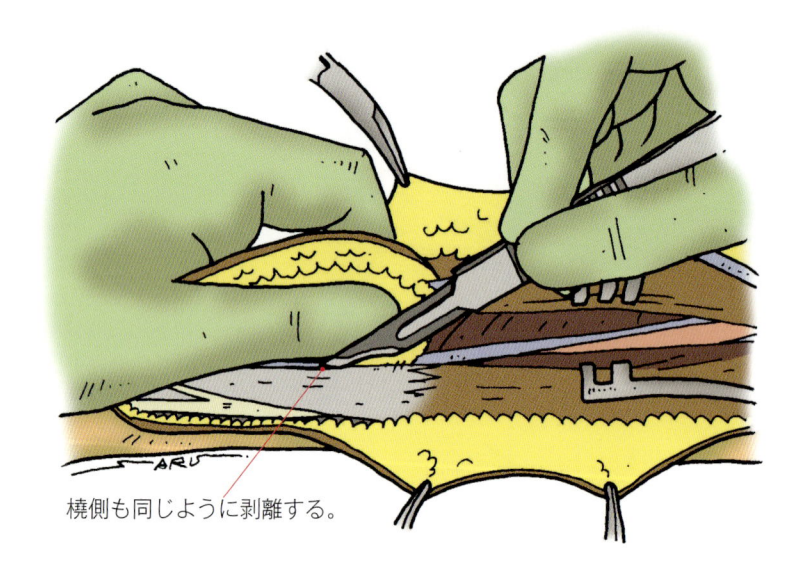

橈側も同じように剥離する。

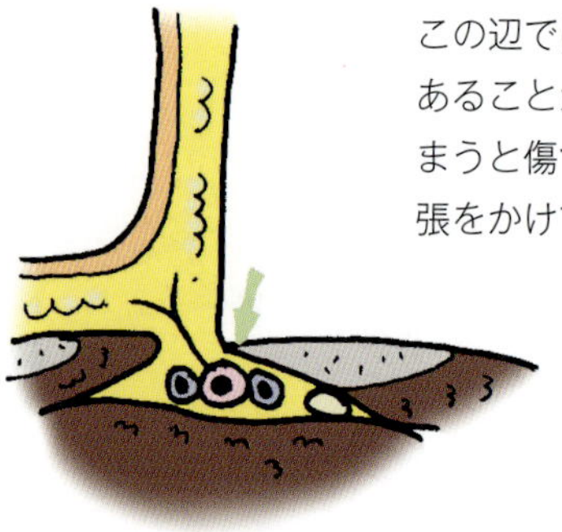

この辺では腕橈骨筋腱の直下に血管があることが多い。メスで深く入ってしまうと傷つけてしまうので、程よい緊張をかけて1枚ずつ膜を切っていく。

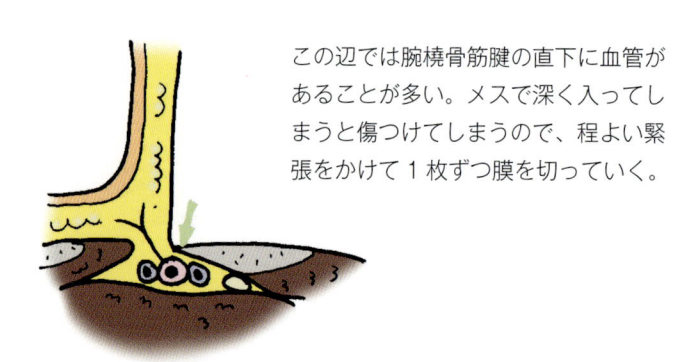

36

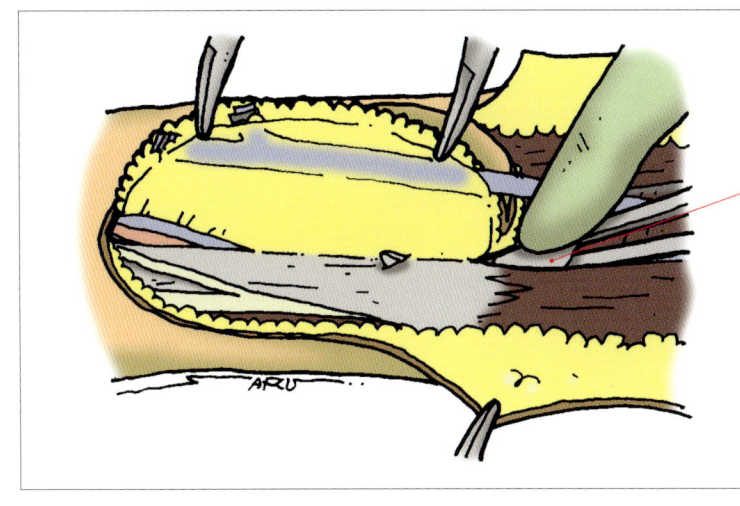

OPERATION

いきなりメスで行くのが怖ければ、剥離子などですくってから切る。血管と腕橈骨筋の間には簡単に剥がれる層がある。血管茎や枝を傷つけないように、力を入れずにスッと入る層を探す。

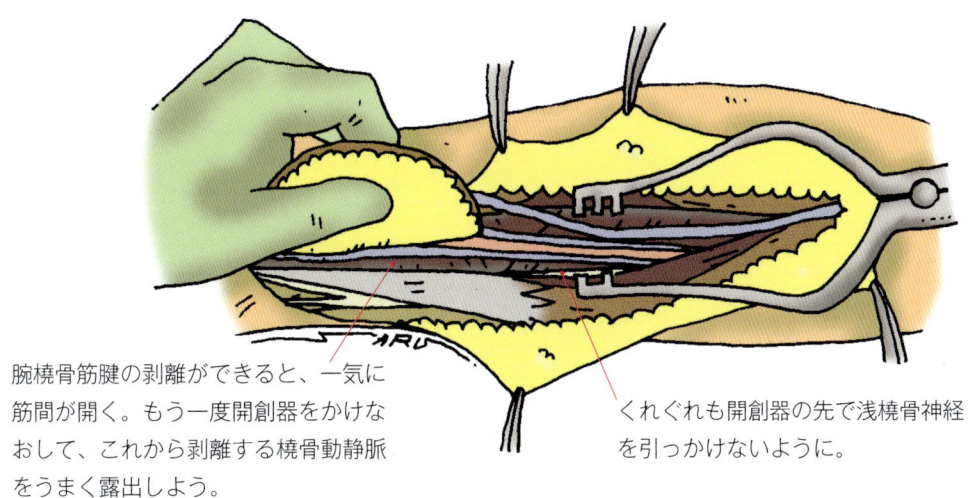

腕橈骨筋腱の剥離ができると、一気に筋間が開く。もう一度開創器をかけなおして、これから剥離する橈骨動静脈をうまく露出しよう。

くれぐれも開創器の先で浅橈骨神経を引っかけないように。

3 血管茎を剥離する

いよいよ血管茎の剥離に入る。まずは、メスの腹で膜を1枚ずつ切っていく。

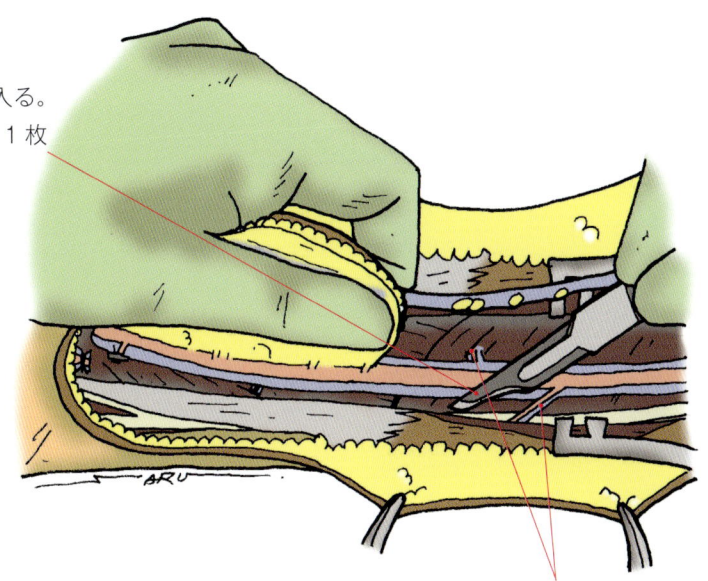

道具の持ちかえは時間の無駄なので、できるかぎり剥離を進めて、枝はあとでまとめて処理しよう。でも慣れないうちは無理しないように。

RADIAL FOREARM FLAP

左手で視野と牽引方向を変えながら枝を確認しつつ剥離を進める。

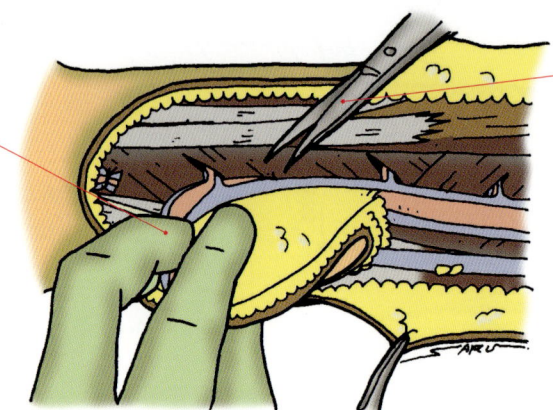

ハサミで剥離してもよい。

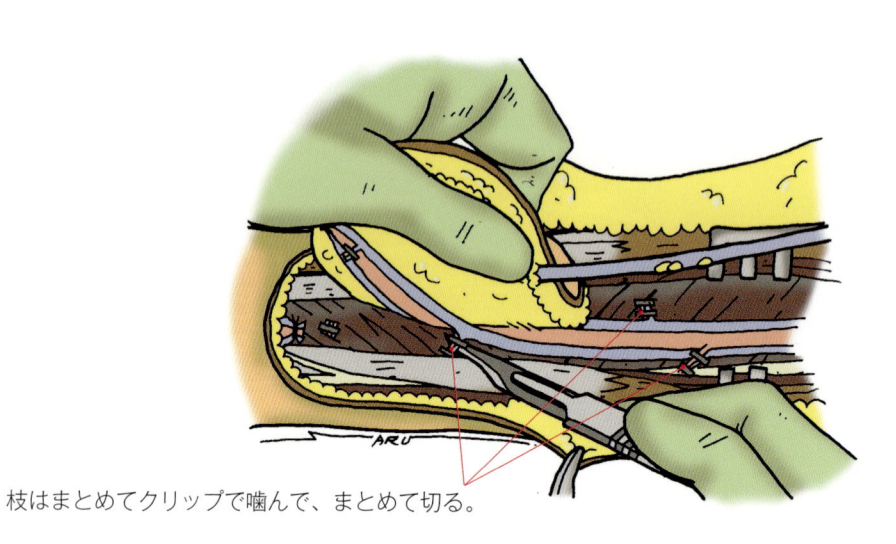

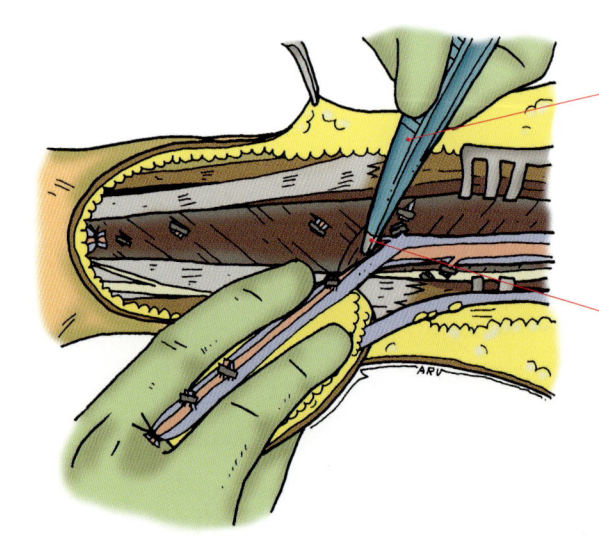

枝はまとめてクリップで噛んで、まとめて切る。

細い枝や、枝が含まれていそうなつっぱりは、バイポーラで焼いてちぎってもよい。

枝のすぐ後ろに別の枝があることもあるので、引っぱる方向を変えて確認しながら枝を処理する。術野を作る左手が重要。

OPERATION

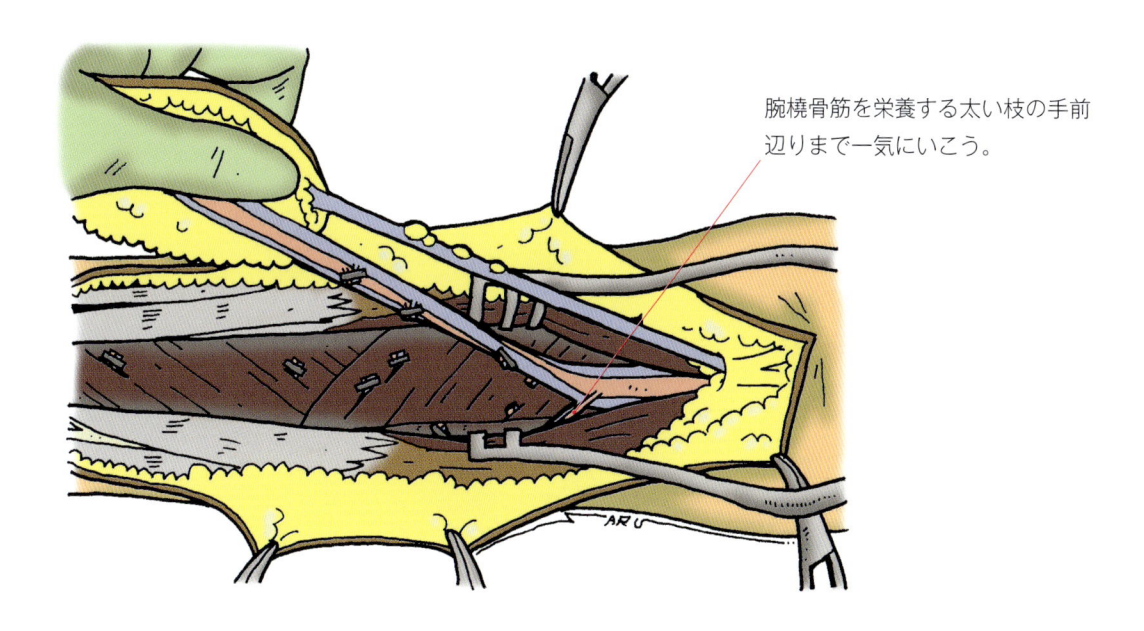

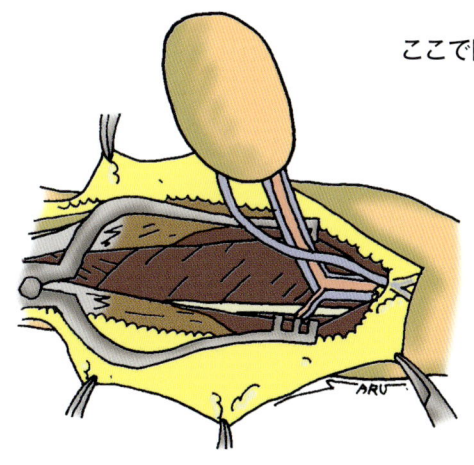

腕橈骨筋を栄養する太い枝の手前辺りまで一気にいこう。

ここで開創器をかけ替えて、いよいよ最後の関門、根部の剥離だ。

ところで、ターニケットの時間は大丈夫かな？
残りが15分くらいあっても、根部の剥離は思ったよりも時間がかかるので、一度駆血を解除した方がプレッシャーもなくなって落ち着いて操作することができるよ。後の項（p.48 **5**）で述べるように駆血を解除して、術野の止血をし、駆血しない状態で根部の剥離を続けよう。

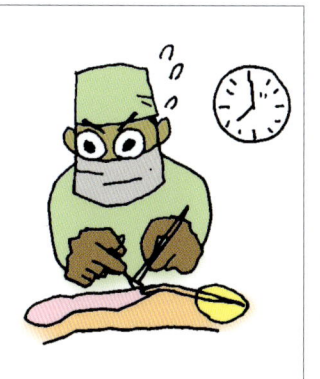

RADIAL FOREARM FLAP

4 根部の剥離

根部の剥離が難しいのは、どの血管をどうするか混乱しやすいからである。
ここに述べる血管以外はすべて処理して切る。

皮弁に含める血管
皮静脈と伴走静脈の交通枝
2本の伴走静脈の交通枝

残す血管
尺骨静脈とその分岐部
尺骨動脈とその分岐部

吻合する血管
橈骨動脈
肘窩の皮静脈か伴走静脈

※血管の状態、枝との関係が吻合に適しているか判断する必要がある。

1 皮静脈の根部を剥離する

まずは浅いところ、皮静脈の剥離の続きをしよう。交通枝より中枢側の血管を剥離する。メスでもハサミでもよい。ベッセルループで把持しよう。2本ある場合もそんなに難しくないので、両方ある程度剥離しておく。

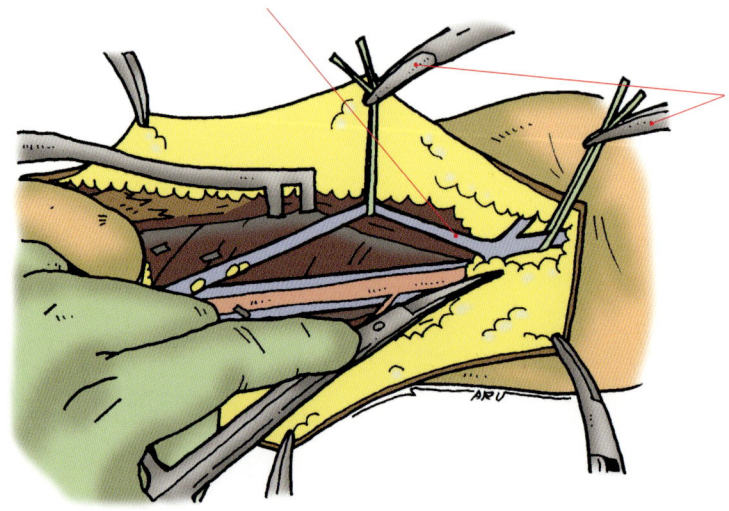

自分が剥離しようとしている血管には、なるべくベッセルループをかけよう。助手にも意図が伝わるし、自分でも何をすべきか忘れないからだ。

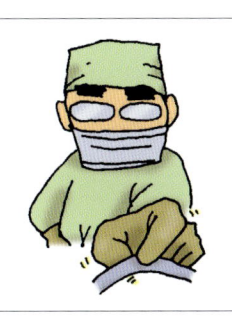

OPERATION

肘窩の皮静脈は、採血などの影響で血管壁が固くなって、血管吻合が難しいことがある。指で触って固くなっていないか確認する。よくわからない場合は、一応、伴走静脈も吻合できるように準備しておこう。

吻合に適した皮静脈を1本確保して、他の枝は切る。

交通枝の両側の血管をベッセルループで引っぱってY字にすると、交通枝がはっきりわかる。

ここで外側前腕皮神経が静脈のループをくぐることがある。この神経は主に皮弁部の知覚神経なので、迷わず切ってしまおう。

交通枝付近に中くらいの枝があることがある。交通枝ばかりに気を取られていると、傷つけてしまう。

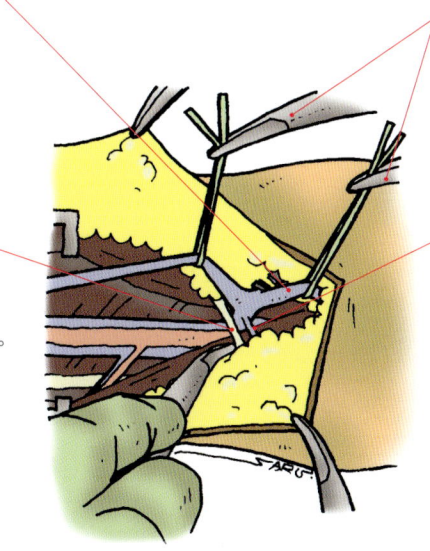

大切な交通枝にベッセルループをかけて剥離しよう。固有筋膜間の剥離なので比較的簡単だ。

こうなったら、この2本を牽引する必要がないので、ベッセルループを外す。

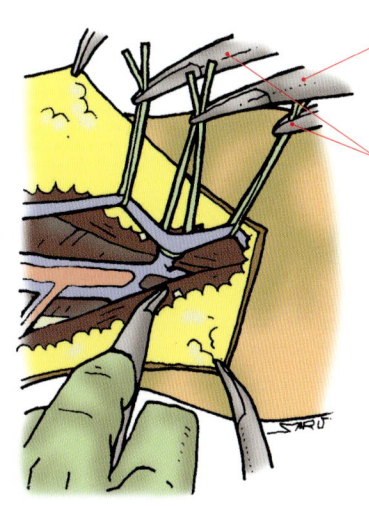

41

RADIAL FOREARM FLAP

2 橈骨動静脈根部を確認する

さて、いよいよ複雑な橈骨動静脈の剥離に入ろう。
まずは皮弁を尺側に引っぱって、よく観察してみよう。

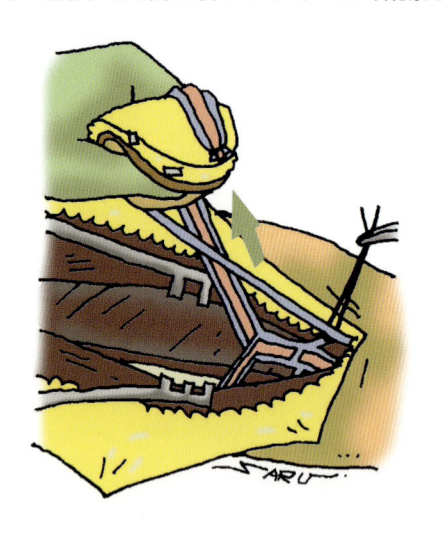

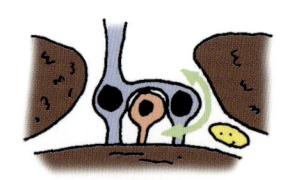

この視野からは、橈側のこの範囲の剥離ができる。腕橈骨筋や浅橈骨神経にいく細い枝や、橈骨静脈の橈側に行く枝を処理できる。

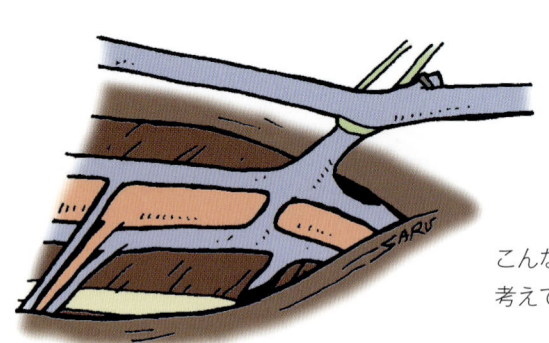

こんな感じで見えてくる。残す血管の走行を考えて、どこを処理するか考えよう。

残すべき静脈の走行が見えてきた。
尺骨静脈との分岐部はまだちょっとわからないので、確認が必要だ。

動脈の分岐もまだわからない。

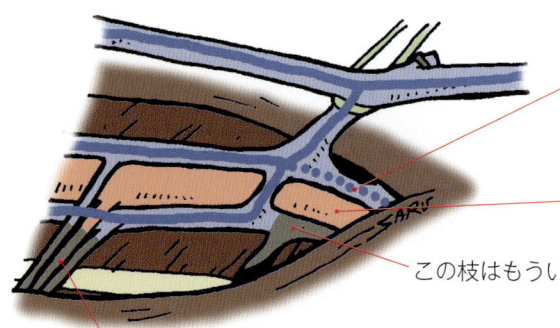

この枝はもういらない。

この３本の枝ももういらない。

今度は皮弁を橈側、少し上に引っぱってみよう。

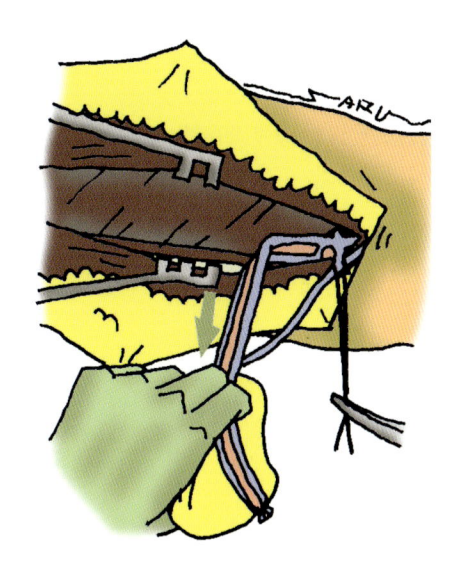

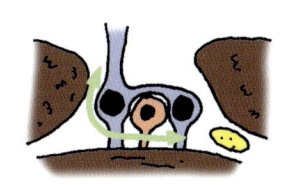

この視野からは、尺側と血管の裏側の処理ができる。尺骨動静脈の分岐部もこの視野からが見やすい。

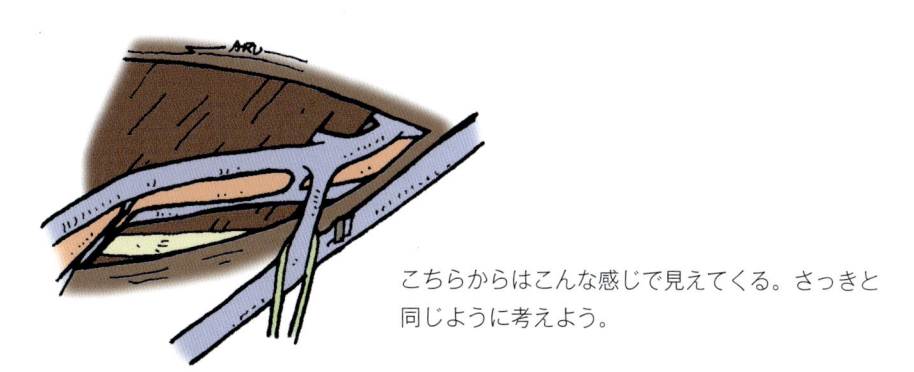

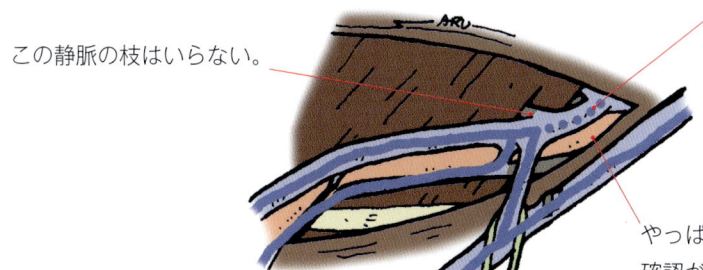

こちらからはこんな感じで見えてくる。さっきと同じように考えよう。

この静脈の枝はいらない。

こんな静脈の走行が見えてきた。尺骨静脈との分岐部もなんとなく見えてきたが、あとでちゃんと確認しよう。

やっぱり尺骨動脈の分岐は見えないので確認が必要だ。

という計画で、実際に枝の処理に入る。手技に没頭してしまうと計画を忘れて混乱してしまうので、時々計画を思い出しながら、効率よく処理しつつ確認する。

RADIAL FOREARM FLAP

3 橈側から根部を剥離する（皮弁を尺側に引っぱる）

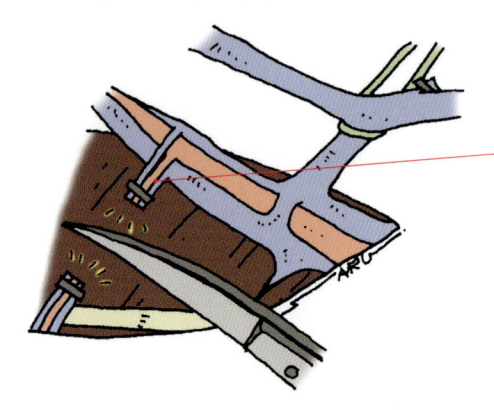

腕橈骨筋への枝を処理する。吻合に使う部分が決まったら動脈の枝だけ処理する必要が出てくるので、ちょっと長めに。

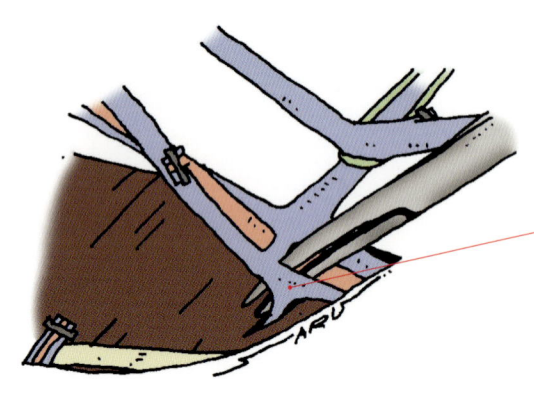

枝の処理は剥離子も使いつつ、丁寧に行う。このような数本の枝がある時は、効率よく安全に行う。

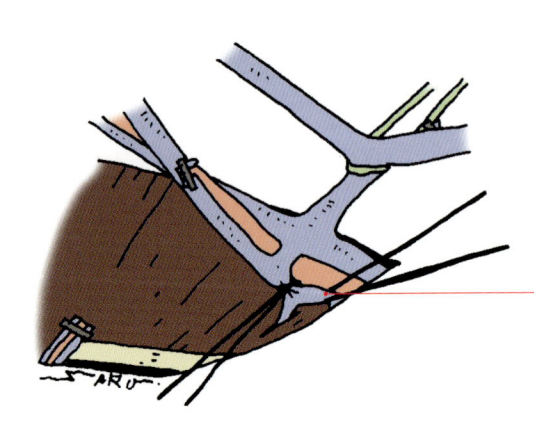

リガクリップは滑り落ちる可能性もあるので、大切な太めの血管は結紮する。

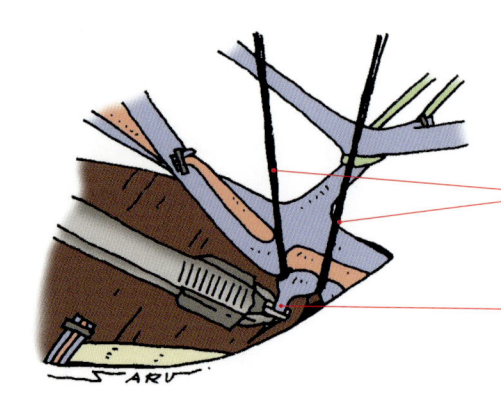

結紮糸も支持糸として牽引に使える。

末梢に重要なものがない時は、クリップやバイポーラでよい。あとで出血しても怖がらずに電気凝固できるからだ。

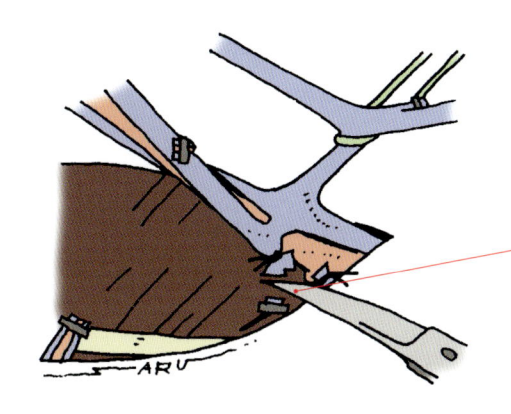

余計なものを切らないように気をつけて。
さぁ、これでかなり展開されて来たぞ。

4　尺側から根部を剥離する（皮弁を橈側に引っぱる）

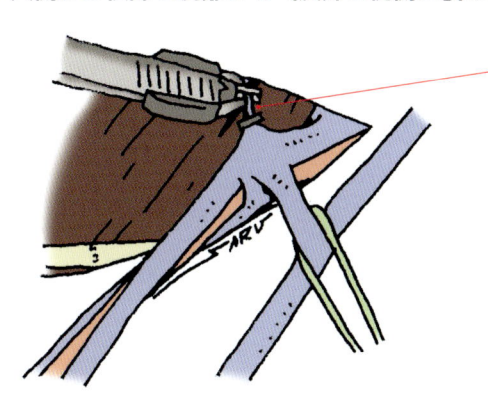

ほかの枝がなくなり、処理したい枝に適度な緊張がかけられる状態になっているはずだ。これならクリップで行けるだろう。

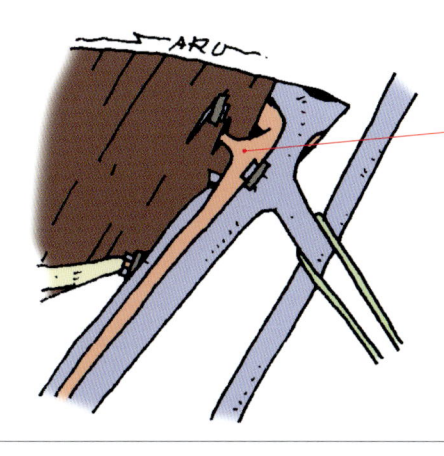

血管の裏側がよく見えるようになる。さらに奥に動脈の枝があったぞ。尺骨動静脈の分岐部も見えてきた。動脈の枝の処理はどうすべきか考えよう。

何のために枝を処理しているのか確認しよう。
・皮弁に含める血管、静脈の血流は保たれた。目的達成。
・残すべき尺骨動静脈の分岐部はついに見えた。目的達成できる状態。
・吻合する血管、静脈は1本確保。動脈は？　まだだめだ。

ここまで展開すれば動脈のどこで吻合するか決められるはずだ。枝の処理に夢中になっている場合ではない。まず目的を達成しよう。

このように目的を見失いがちになることが、根部の操作で混乱してしまう大きな原因だ。この動脈の枝の処理はまだ不要なので、放置して目的達成を優先する。

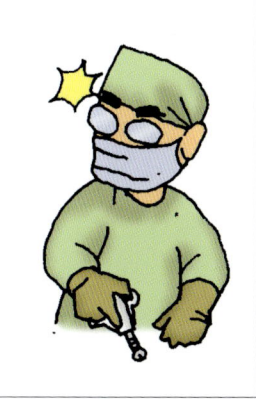

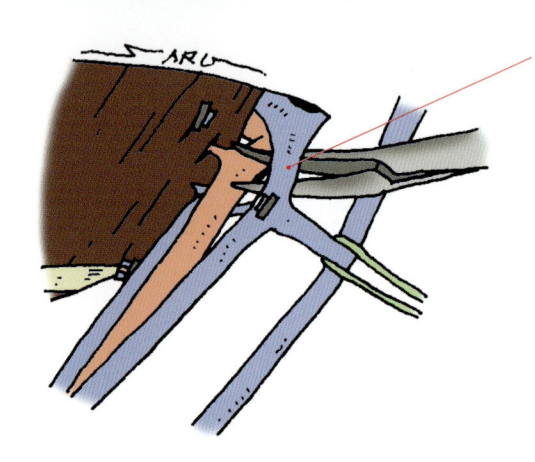

RADIAL FOREARM FLAP

動脈を見やすくするために、残りの伴走静脈も処理する。まずは剥離子で丁寧に剥離する。

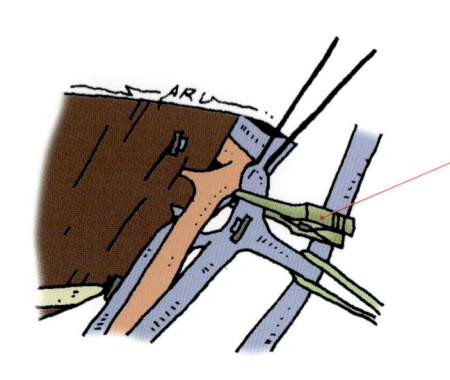

皮静脈の状態に不安があれば、吻合できるようにクリップで噛んでおく。

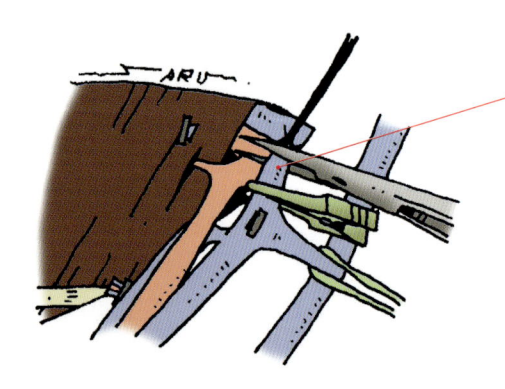

処理の距離が短くて末梢も中枢も重要な血管の場合、結紮の位置も、切る位置も重要。この場合、静脈吻合部が十分取れなかったら、末梢で切って複数本吻合すればサルベージできる。尺骨静脈の損傷はサルベージがとても難しい。よって、尺骨静脈の血流が障害されない位置で結紮し、その結紮が外れない位置で切ることを優先しよう。

OPERATION

動脈の吻合部を確認するための剥離をする。これまでの流れだと、ついつい動脈周囲の静脈を剥がしたくなるが、目的とする動脈だけを剥離する。

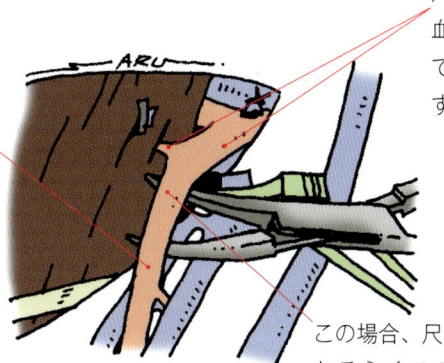

尺骨動脈との分岐部、枝の位置、血管の太さを観察して、どの辺で血管吻合するのがよいか判断する。

この場合、尺骨動脈分岐部と枝の位置が近く、おそらくこの枝は血管吻合の邪魔になる。よって、この枝のすぐ末梢あたりで血管を切り離して吻合するのがよさそうだと判断する。

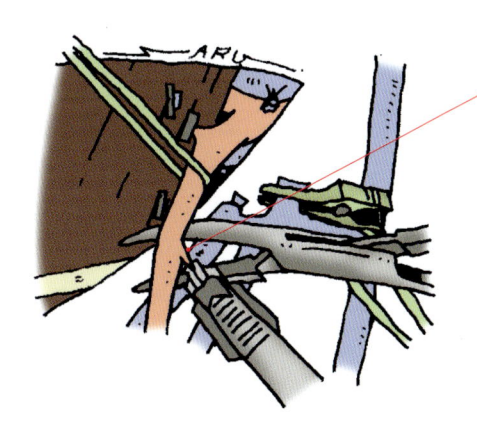

血管吻合のためには移植床血管の状況も考えなくてはいけない。移植床の動脈と静脈が離れているのであれば、この腕橈骨筋板の動脈も処理して動脈と静脈を分離しておく方がよいだろう。

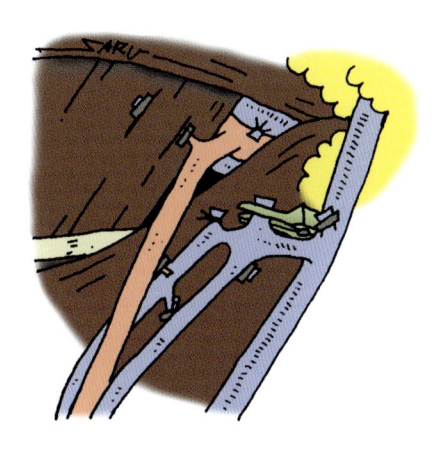

これで皮弁は動脈1本、静脈1本ずつのアイランドになった。もう一度、血管吻合部を確認しよう。結紮処理して血管吻合できるだけの十分な長さで剥離されているかな？

RADIAL FOREARM FLAP

5 駆血解除

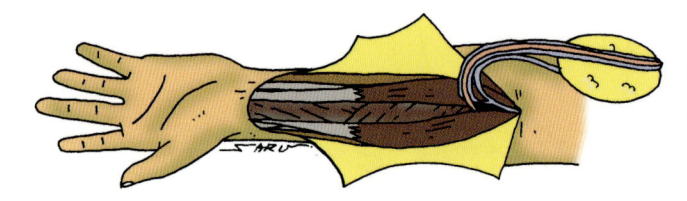

駆血を解除する前に、伸縮包帯で軽く術野を圧迫する。

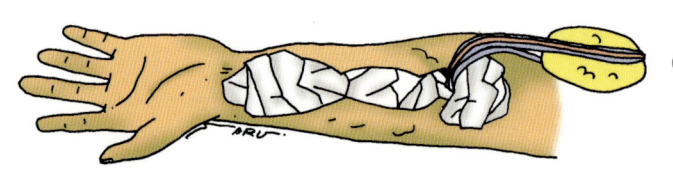

① まず展開した創を戻し、創部に生食ガーゼを詰めこむ。血管茎根部は血管の上に詰める。

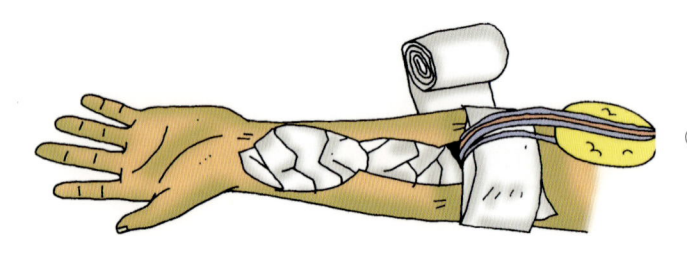

② 中枢の、血管茎の上から包帯を巻いていく。きつく締めすぎると、虚血になってしまうので、軽く圧迫する程度で。

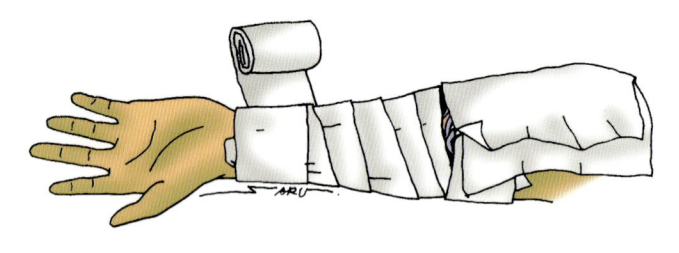

③ 手首の創部まで巻いたら、皮弁も生食ガーゼで包んで、

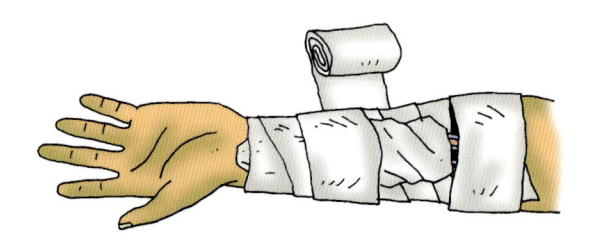

④ 皮弁を戻して、末梢から巻いていく。

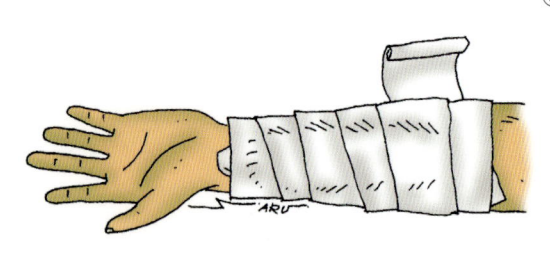

⑤ 肘窩まで巻いたら、駆血を解除しよう。まずは血圧など全身状態を確認し、それから指の色を確認しよう。創部から激しい出血があったらすぐに止血をした方がよい。激しい出血がなければ、5分くらい待って、まずは皮弁部の包帯とガーゼを取って止血をする。モノポーラで止血をすると血管に通電してしまうので、必ず、バイポーラで止血をする。

⑥ 続いて創部の包帯を末梢から外しながら止血をしていく。最後に包帯をすべて外したら、もう一度よく止血をしよう。

48

OPERATION

6 閉創と植皮

1 追加切開部を閉創する

移植床の準備ができていなければ、皮弁を島状にしたまま、閉創を開始する。この時にもジグザグ切開は役に立つ。根部の血管切り離しができるようにしておいて閉創、植皮をする。

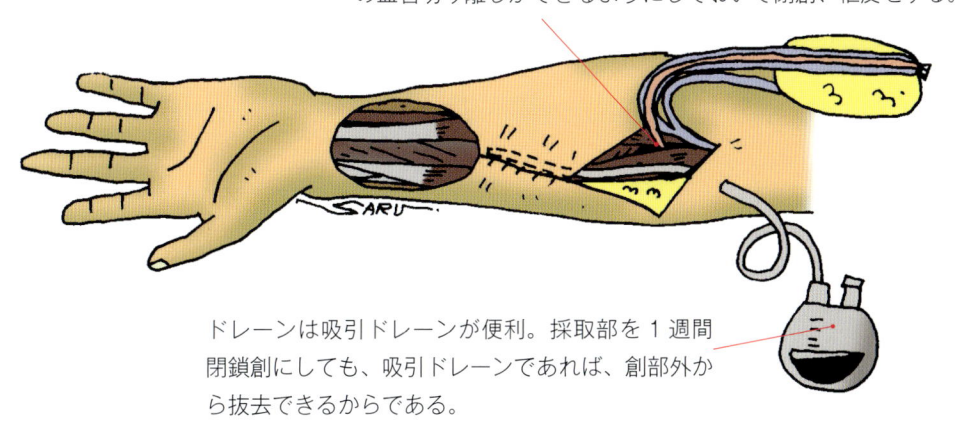

ドレーンは吸引ドレーンが便利。採取部を1週間閉鎖創にしても、吸引ドレーンであれば、創部外から抜去できるからである。

2 植皮をする

　前腕皮弁採取部への植皮も、意外と難しい。
　植皮不生着による一番大きな合併症は、露出したFCRの腱をデブリードマンすることである。腱膜をうまく残せず、腱が露出してしまった場合は、人工真皮を貼付して腱を肉芽組織で覆ってから二期的に植皮をすることを考えてもよい。

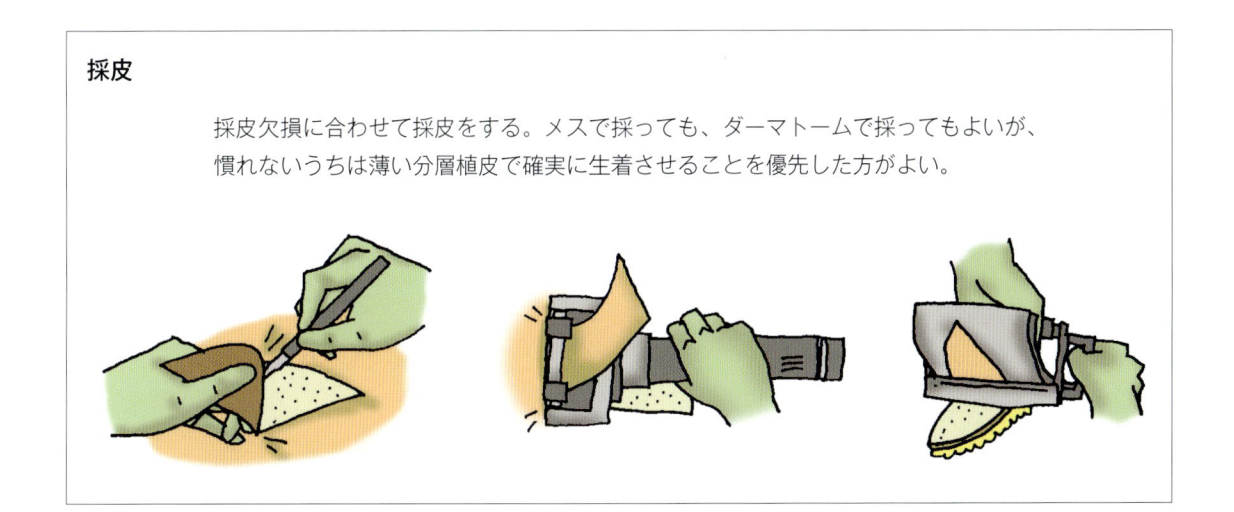

採皮

採皮欠損に合わせて採皮をする。メスで採っても、ダーマトームで採ってもよいが、慣れないうちは薄い分層植皮で確実に生着させることを優先した方がよい。

49

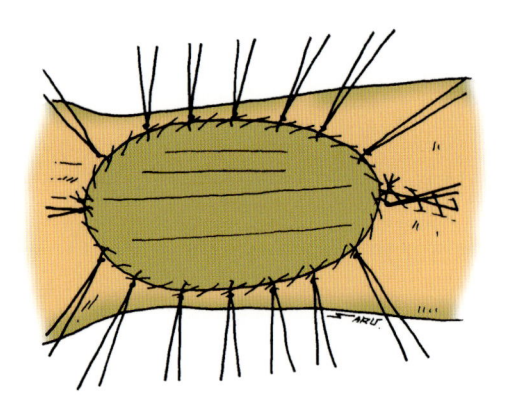

RADIAL FOREARM FLAP

植皮片を縫合固定する。

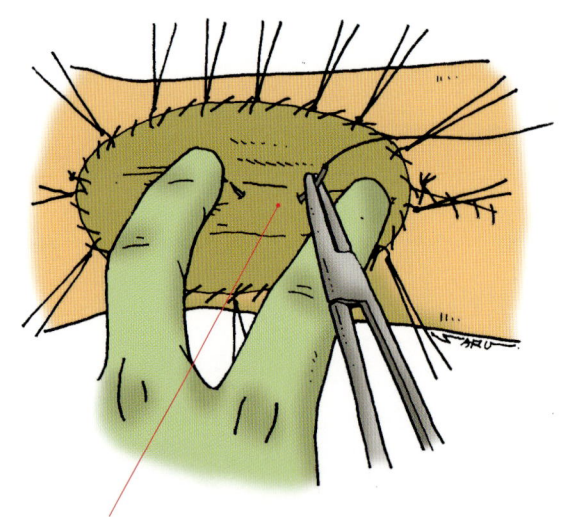

FCRと腕橈骨筋の間には陥凹があるので、ステイスーチャーをおく。

ステイスーチャーのコツ

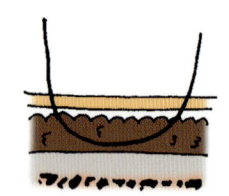

この陥凹部には、橈骨までの間に長母指屈筋体があるだけで、危険なものはない。

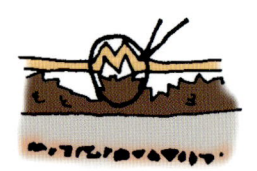

× 糸を縛る時に、ぎゅうっと締めてしまうと、中の筋肉は裂け、表の植皮片はたわんでしまう。

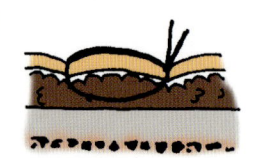

○ 植皮が少し引っぱられる程度にとどめておく。途中でとめる糸結びに慣れていなければ、攝子などをいれて結ぶとよい。

あとはタイオーバーをして植皮は終了である。

7 血管茎の切り離し

　血管の遮断は　動脈→静脈　の順に行う。逆にすると、わずかな時間かも知れないが、皮弁が鬱血してしまう。切り離しは　クリップ→結紮→切離→結紮糸を切る　の順に行う。結紮操作により、内膜と外膜が剥離してしまうことがある。

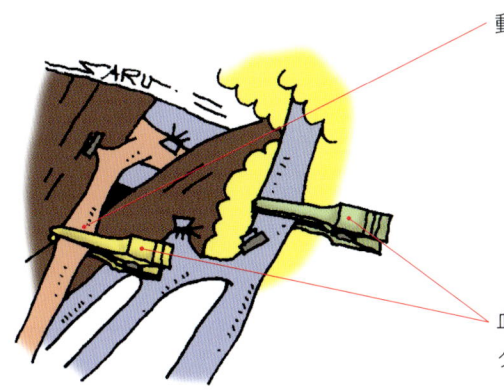

動脈の遮断が先。

血管吻合時のねじれの確認にもなるので、クリップは同じ方向から噛んでおく。

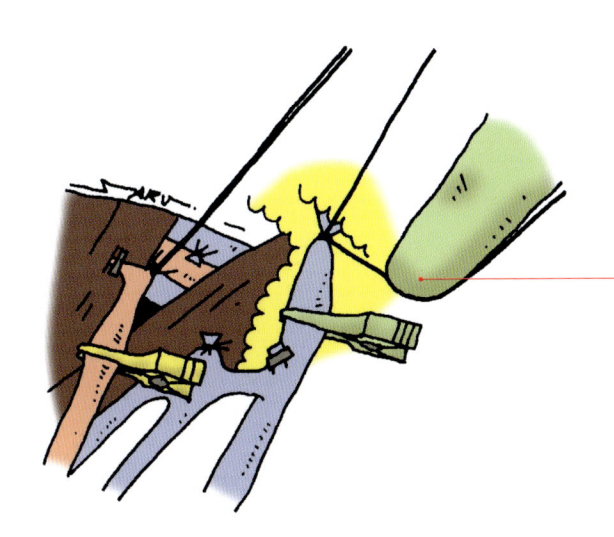

血管を引っぱらないように結紮する。皮弁の血流自体は遮断されているので、この順番はどちらでもよい。

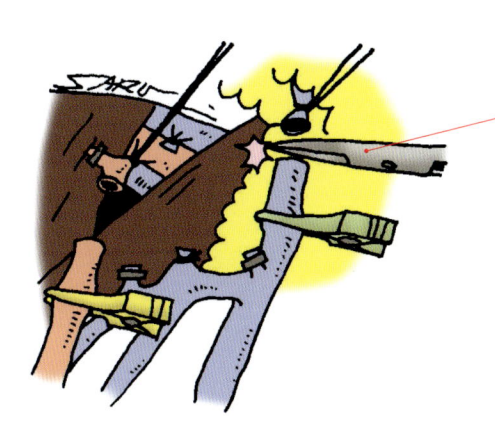

マイクロ剪刃など、ファインでよく切れるハサミで血管を切る。

RADIAL FOREARM FLAP

これで、遊離前腕皮弁の挙上終了である。

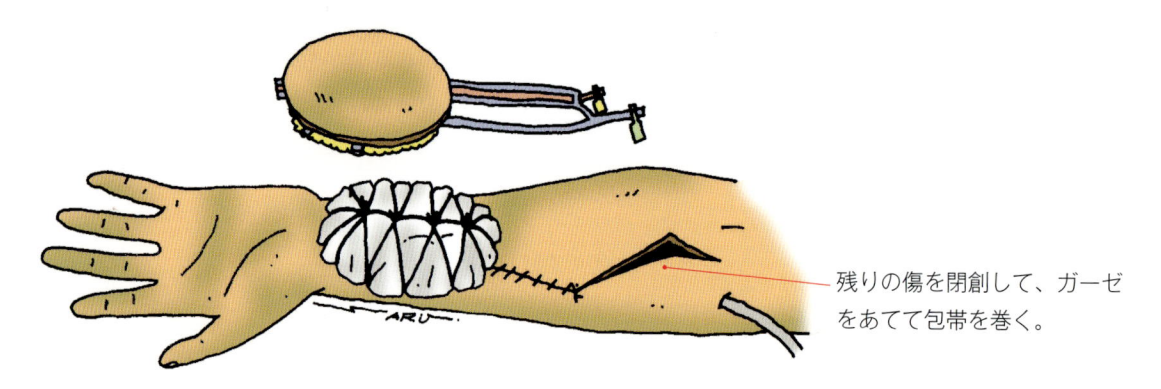

残りの傷を閉創して、ガーゼをあてて包帯を巻く。

3-4 術後

■シーネ固定方法

シーネをあてる目的は、植皮部の安静である。植皮片の下にある主な筋肉は、腕橈骨筋、長母指屈筋、橈側手根屈筋、長掌筋である。よって、手関節と母指の固定を目的としてシーネを作成する。

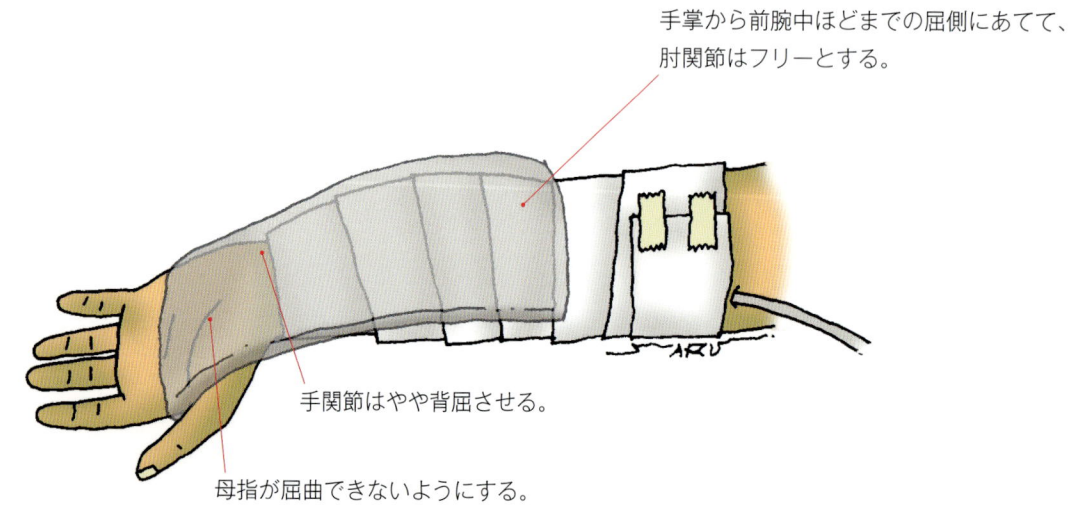

手掌から前腕中ほどまでの屈側にあてて、肘関節はフリーとする。

手関節はやや背屈させる。

母指が屈曲できないようにする。

4 腹直筋皮弁

RECTUS ABDOMINIS MUSCULOCUTANEOUS FLAP

- 4-1 OVERVIEW
- 4-2 PREPARATION
- 4-3 OPERATION
- 4-4 POSTOPERATIVE CARE

筋皮弁の代表格、腹直筋皮弁です。大きく厚みのある皮島、大きな筋体が使えます。皮膚穿通枝という概念と扱いにもなじんでください。

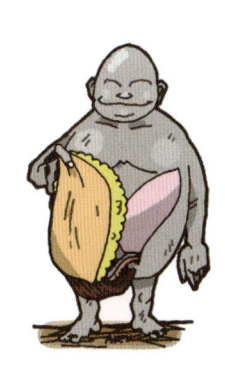

RECTUS ABDOMINIS MUSCULOCUTANEOUS FLAP

4-1　腹直筋皮弁の概要

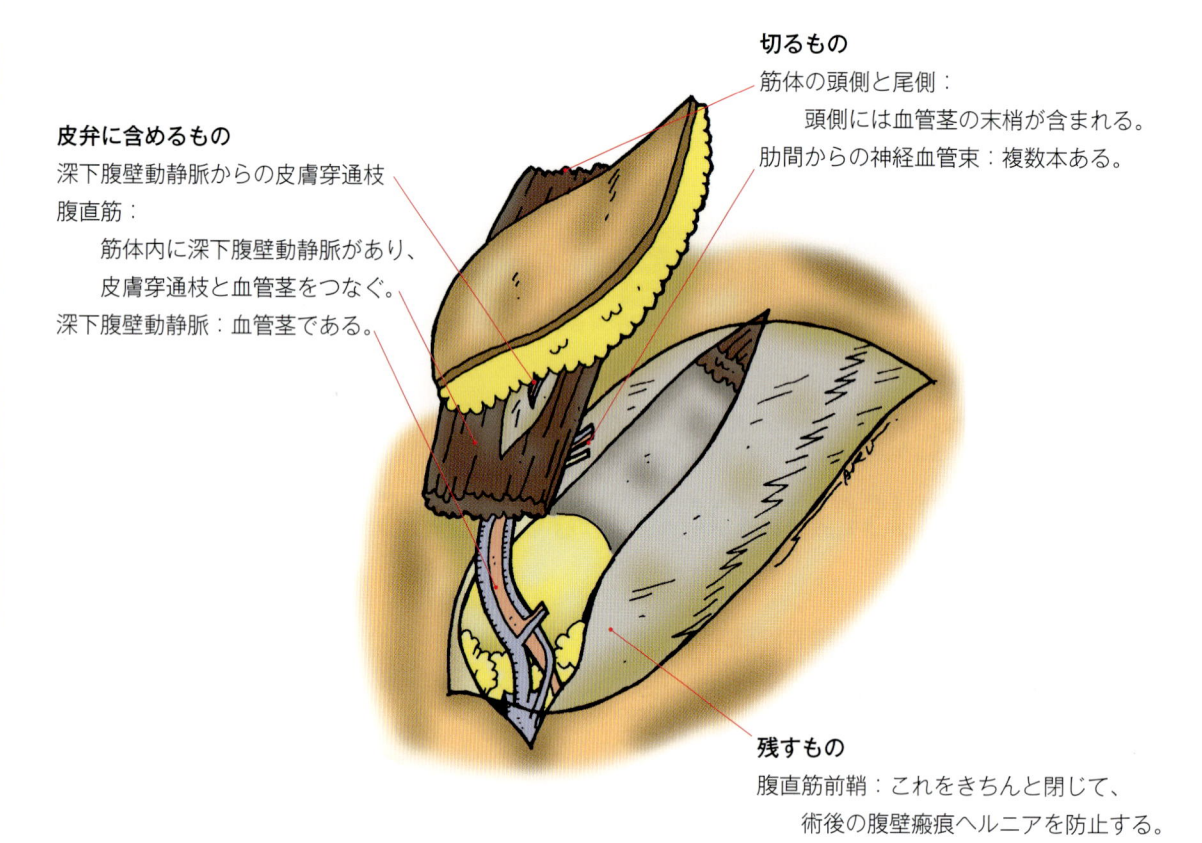

皮弁に含めるもの
深下腹壁動静脈からの皮膚穿通枝
腹直筋：
　　筋体内に深下腹壁動静脈があり、
　　皮膚穿通枝と血管茎をつなぐ。
深下腹壁動静脈：血管茎である。

切るもの
筋体の頭側と尾側：
　　頭側には血管茎の末梢が含まれる。
肋間からの神経血管束：複数本ある。

残すもの
腹直筋前鞘：これをきちんと閉じて、
　　術後の腹壁瘢痕ヘルニアを防止する。

OVERVIEW

■解剖

腹直筋弁を挙上するにあたって、知っておきたい周囲の解剖。

腹直筋体は頭側に行くほど幅が広く、尾側は健状になって細く太くなる。

前鞘と癒着している腱画も頭側ほど強固で長く、尾側（臍付近）は短く外しやすい。

肋間からの神経血管側は内腹斜筋と腹横筋の間を走行する。ちなみに神経には運動と知覚両方の線維が入っている。

臍と恥骨の中ほどにある弓状線。これより頭側には腹横筋の延長である後鞘があって強固だが、尾側の腹壁は脆弱で前鞘が破たんするとヘルニアになる。

鼠径靱帯の近くには精索が走行するので、血管剥離のための切開をむやみに広げて損傷しないように気をつける。

前鞘の尾側には内腹斜筋筋体と精索挙筋がある。

■特徴

皮弁の特長は、皮下脂肪が厚く、採取後に単純縫縮できる範囲で大きな面積の皮弁が採取できることである。解剖学的な変異も少なく、血管茎は長さも口径も十分であることが多い。

RECTUS ABDOMINIS MUSCULOCUTANEOUS FLAP

4-2　術前

■マーキング

まずは解剖学的なマーキングを行う。

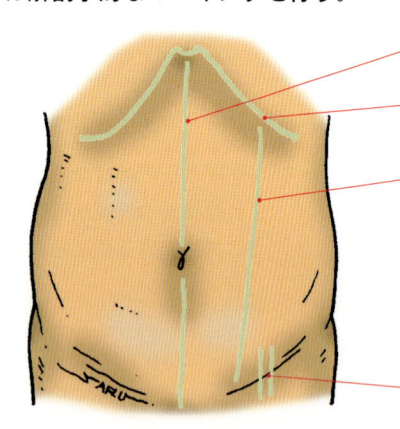

- 腹直筋の内側縁となる正中線。
- 腹直筋のほぼ上縁である季肋部。
- 腹直筋外側縁。麻酔がかかるとわかりにくくなるので、慣れないうちは手術前日などにお腹に力を入れてもらってマーキングしておく。
- 外腸骨動脈（大腿動脈）

次に皮膚穿通枝をマーキングする。

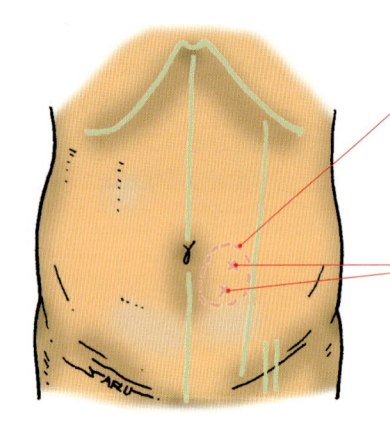

- 腹直筋上、臍の横から下に集中する。
- 穿通枝が欠損することはほぼないが、超音波ドップラーでマーキングしておいた方が安心である。マーキング内に優位な穿通枝があることだけではなく、マーキング外に優位な穿通枝がないことも確認すべきである。マーキングが1～2cmずれただけで、皮弁に穿通枝が含まれなくなってしまうこともあり得る。

■皮弁のデザイン

まずは、必要な大きさをデザインする。

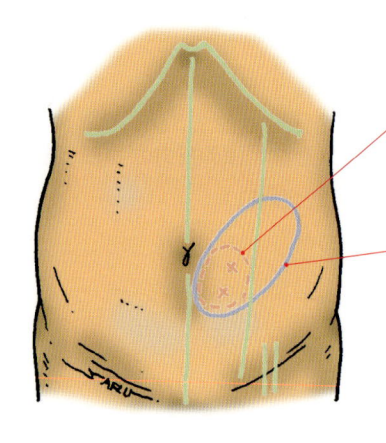

- マーキングした皮膚穿通枝を含める。
- 幅は9cmくらいまで採取後に単純縫縮が可能である。長軸はRSTLに沿わせる。

皮膚切開線をデザインする。閉創後に dog ear が残らないような紡錘形にする。

まずは尾側をデザインする。血管茎根部の剥離がしやすいように、血管に向かう三角にする。

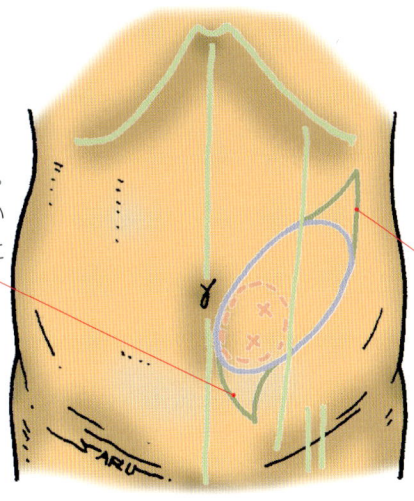

単純縫縮する時に長さに差が出ないように、頭側の三角の位置と頂点をデザインする。イメージとしてはきれいな菱形の紡錘形ではなく、平行四辺形の紡錘形となる。

■検査

　虫垂切除術など傍腹直筋切開での手術歴がある場合、血管茎周囲に手術瘢痕が及んで剥離が困難なことがある。この場合は、造影 CT 検査などで血管の状態を評価して決定するか、手術創のない左側から採取する。

■インフォームド・コンセント

- 術後安静度：術後 1 カ月は腹帯を巻いておく。
- キズあと：採取側に臍が偏位する。
- 運動障害：腹直筋の筋力は半分になるが、日常生活にはほとんど支障はない。
- 腹壁弛緩・ヘルニア：筋肉がなくなることで、特に下腹部で起こる可能性がある。手術中にこれが起きそうだと判断した場合は、メッシュなどの人工物で補強する。術後に生じた場合、基本的には腹帯などで対応してもらうが、排便障害や鈍痛などの症状がある場合は、再手術をしてメッシュなどの人工物で補強することもある。再手術が必要になるのは 1% 以下である。
- 創部合併症：一般的な局所感染、内出血などの可能性がある。

■必要な道具

　一般的な手術道具で挙上できる。皮下脂肪が厚い患者の場合は、血管茎剥離の術野が深くなるので、長い筋鉤を用意しておく。

RECTUS ABDOMINIS MUSCULOCUTANEOUS FLAP

■ 体位と準備

　特別な体位や準備は不要である。上肢は体幹につけても外転して横に出してもよい。頭頸部の操作との同時手術も可能である。

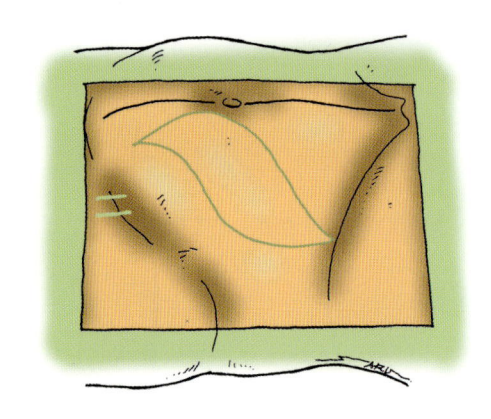

4-3　挙上

■ 皮切〜穿通枝の同定

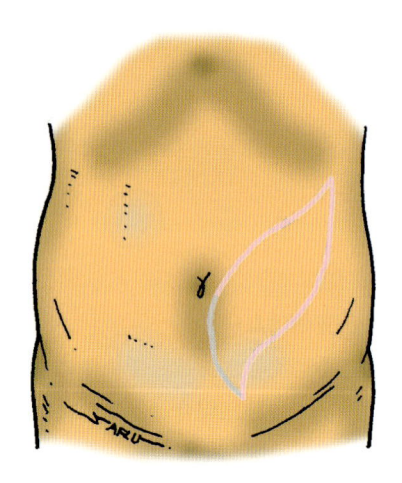

ここで行うことは2つ。
① 皮弁の外側を切開する。
② 用いる皮膚穿通枝を決定する。

OPERATION

1 皮膚と皮下脂肪を切開する

切開部全体に面で緊張をかける。

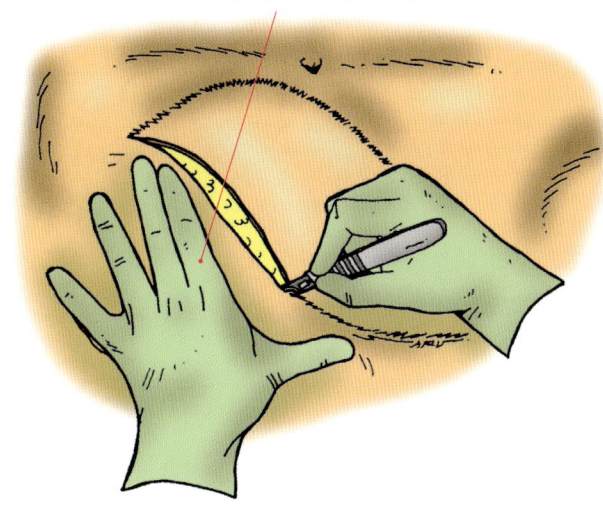

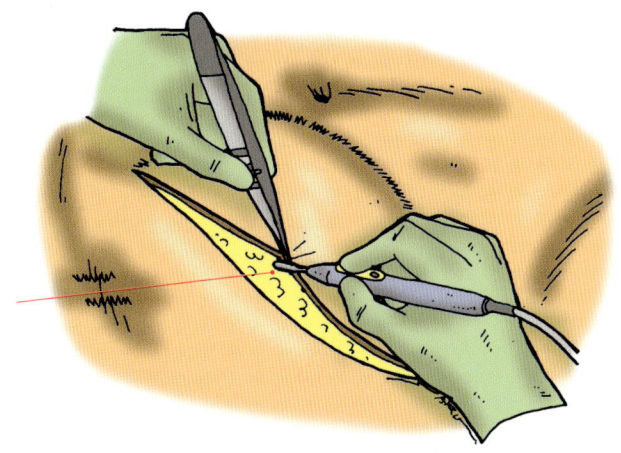

皮膚全層を切ったら真皮下血管網からの出血を電気メスで止血する。

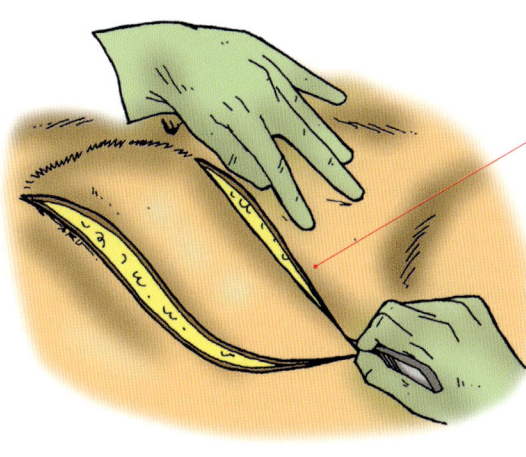

内側も同様に皮膚切開し、止血する。

電気メスで皮下脂肪を切開する。まずは、浅筋膜まで切開する。左手が大事！

RECTUS ABDOMINIS MUSCULOCUTANEOUS FLAP

皮下脂肪の切開の仕方

① 皮下脂肪が厚くない時

左手で展開する。

皮弁と反対側を開いて切開部を広げる。

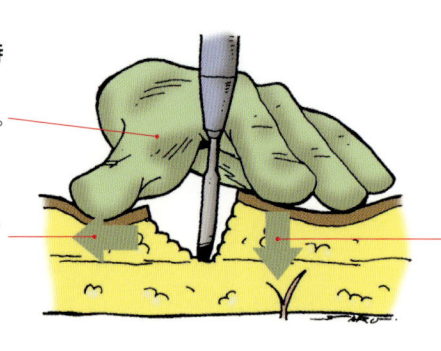

間違っても皮弁下を剥離して皮膚穿通枝を損傷しないように、皮弁側は真下に力をかけて抑える。

② 皮下脂肪が厚い時

左手は鑷子、助手にも鑷子を持ってもらって、自分が把持している反対側を引っぱってもらう。

助手に皮弁と反対側を横に引っぱってもらって展開する。

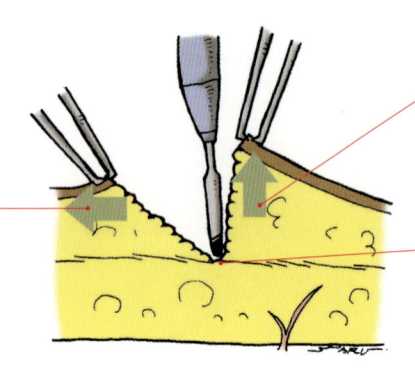

皮弁下を剥離しないように、皮弁側は真上に引っぱる。

浅筋膜を切開したら、浅筋膜を同じように把持して切開部を広げる。

浅筋膜まで切ったら、皮下脂肪を全層で切開する。

外側より内側、つまり、外腹斜筋筋体上より腹直筋前鞘や外腹斜筋腱膜上の方が層を出しやすい。

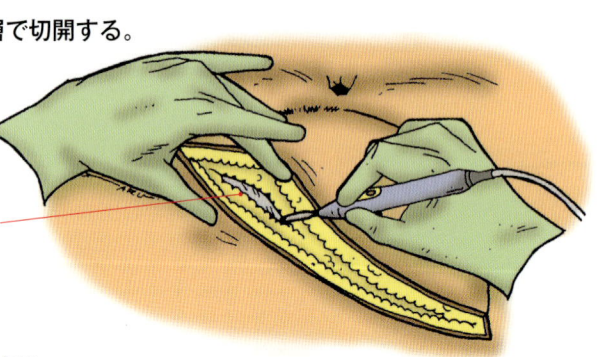

皮弁の外側の皮下脂肪を全層で切開する。

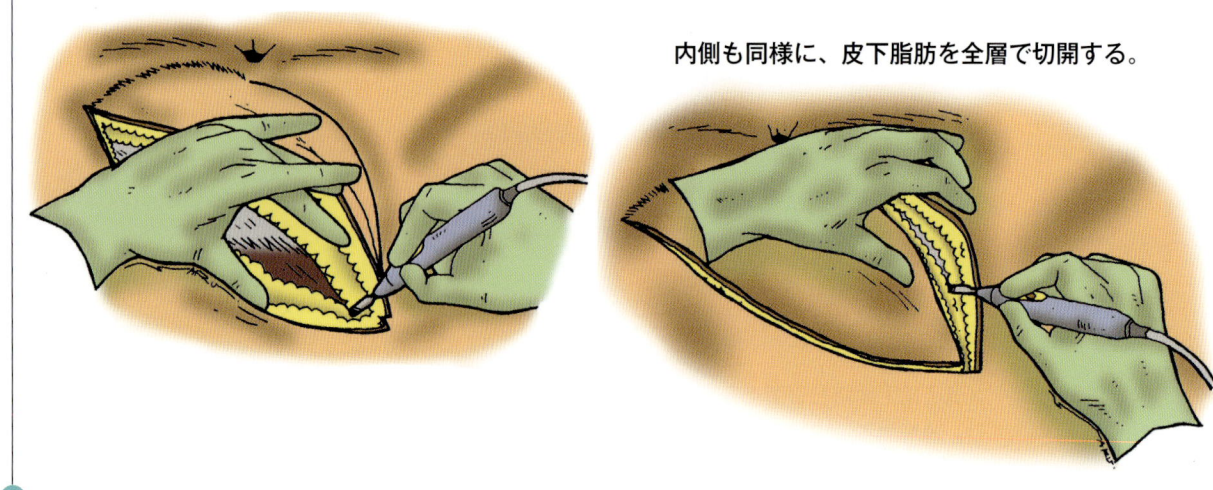

内側も同様に、皮下脂肪を全層で切開する。

60

2 皮弁を皮下脂肪下、外腹斜筋上で剥離する

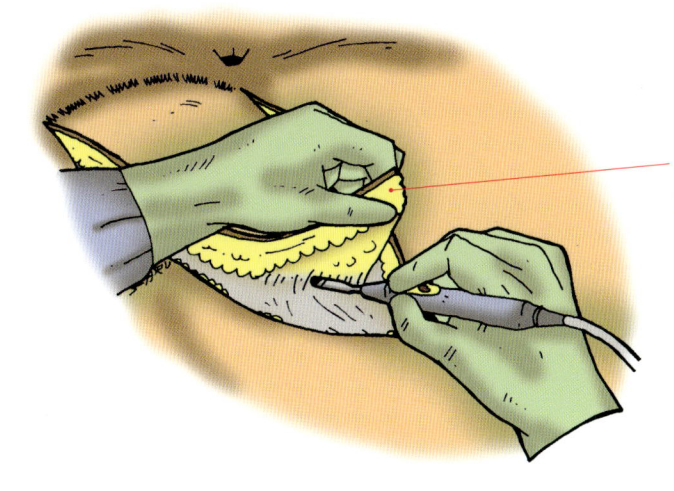

皮弁を真上に引っぱり、最も剥がれやすい層で剥離する。

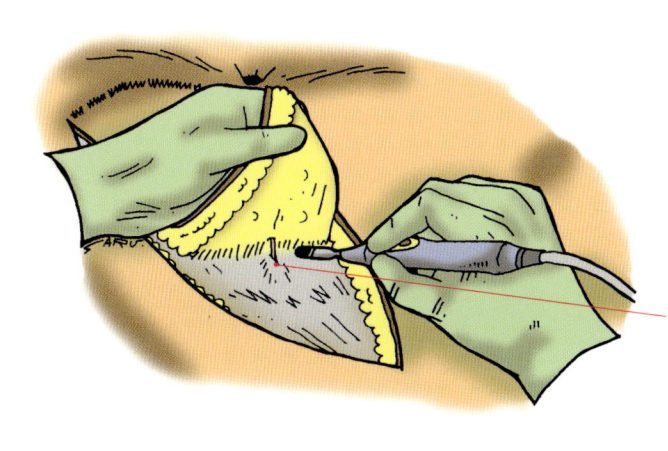

外腹斜筋の筋体から腱膜に移行すると、穿通枝が出現する。皮弁を真上に引っぱり上げていると、血管も一緒に引っぱり上げられる。すると、血管の外側が外腹斜筋の走行に沿って持ち上がる。これは目的とする深下腹壁動静脈からの皮膚穿通枝ではなく肋間動静脈からの皮膚穿通枝なので、処理する。鑷子でつまんで電気メスで焼く。

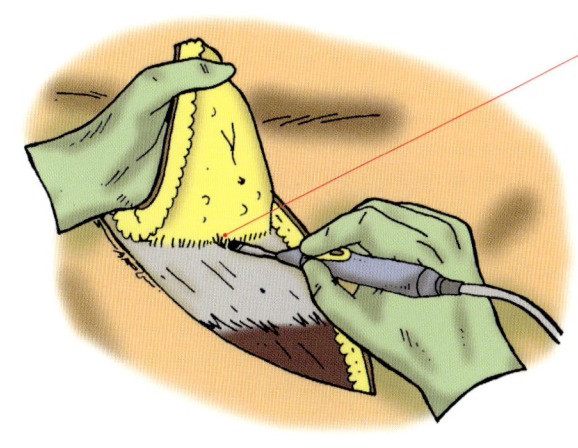

さらに剥離を進め、目的とする皮膚穿通枝を確認する。

RECTUS ABDOMINIS MUSCULOCUTANEOUS FLAP

電気メスによる深下腹壁動静脈皮膚穿通枝の確認方法

皮弁は真上に引っぱり上げる。

左手の環指でマーキングした皮膚穿通枝の場所より少し剥離側を押さえておき、剥離部とのおおよその距離を把握しておく。近くなったら慎重に剥離する。

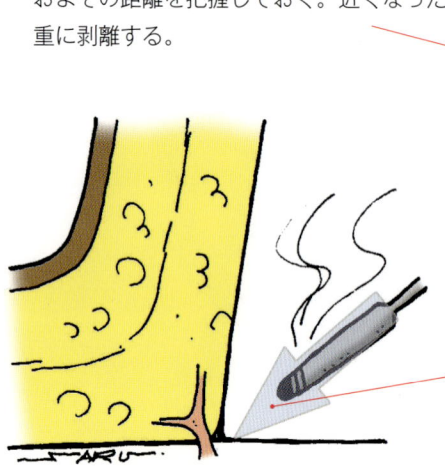

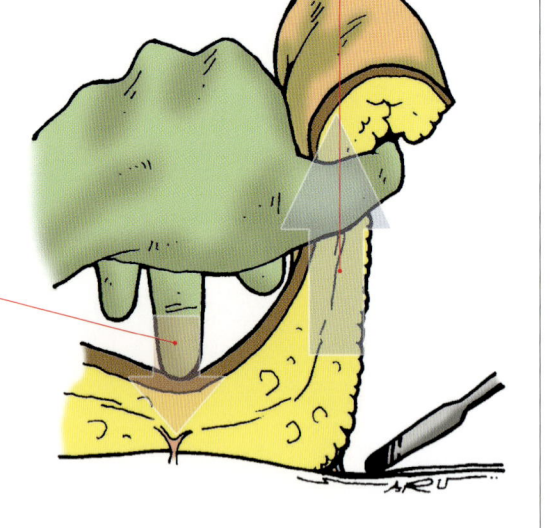

筋膜ぎりぎりのところを電気メスの先で焼きながら剥離する。多くの場合、穿通枝そのものより先に腹直筋前鞘の裂け目が見えてくる。

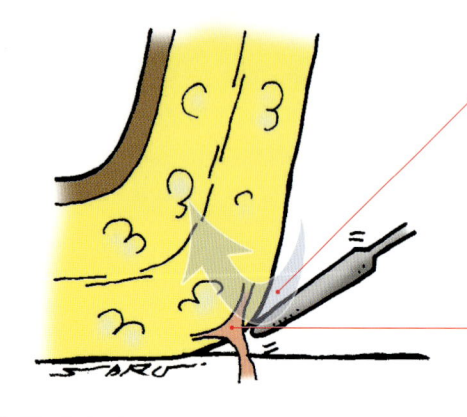

電気メスは、鈍的な剥離道具としても用いる。

皮弁を栄養するのに十分な太さの皮膚穿通枝であることが確認できたら、それ以上の剥離は不要である。

❷前鞘切開〜血管茎の剥離

ここで行うことは２つ。
① 腹直筋前鞘を適切な場所で切開する。
② 血管茎を確認・剥離し、血管吻合ができる状態にする。

1 皮弁の下方を剥離する

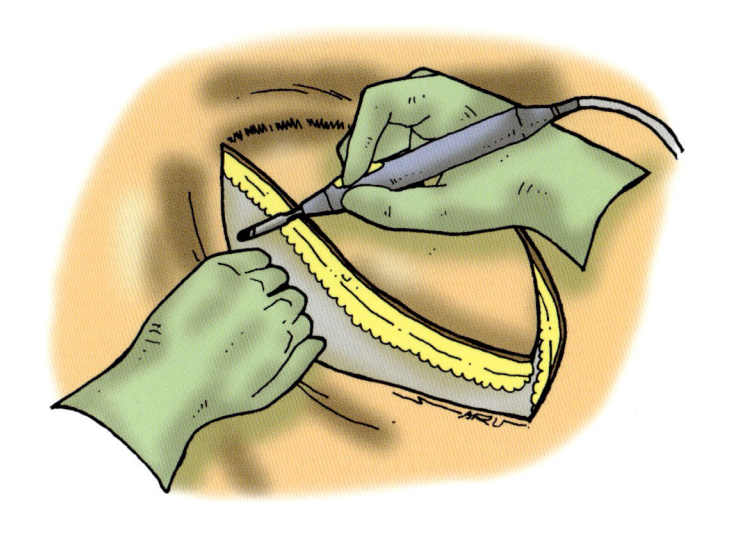

用手的に剥離して、血管などの索状物のみ凝固止血する。

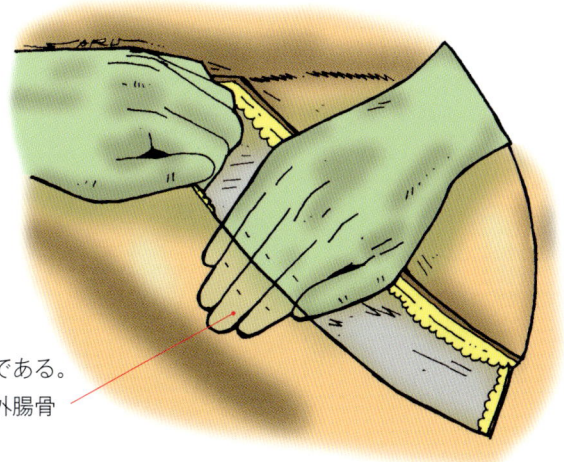

剥離のめやすは、外腸骨動脈である。用手的に剥離しつつ、指先で外腸骨の拍動を確認する。

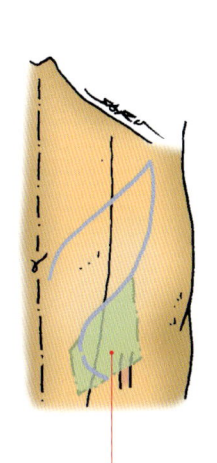

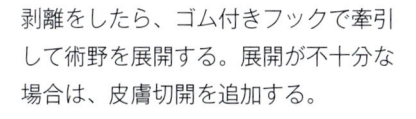

この範囲で剥離しておく。

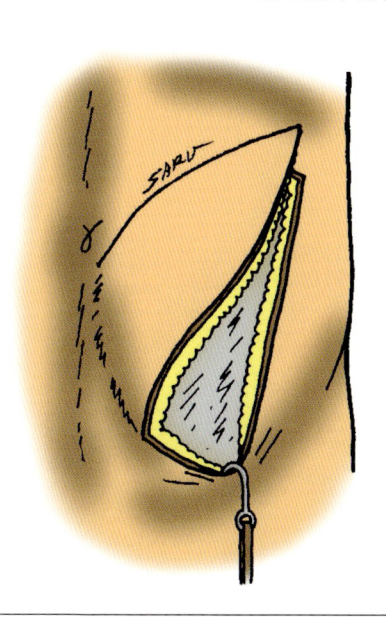

剥離をしたら、ゴム付きフックで牽引して術野を展開する。展開が不十分な場合は、皮膚切開を追加する。

RECTUS ABDOMINIS MUSCULOCUTANEOUS FLAP

腹直筋前鞘の切開線を想定する。

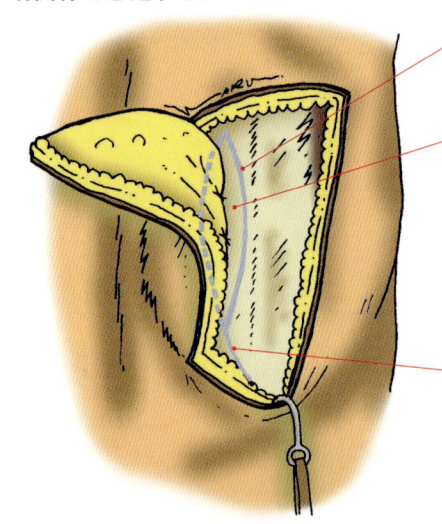

皮膚穿通枝外側の切開線は、穿通枝から3～4mmくらい離れた場所で確定する。

外側切開線を基準に、おおよその前鞘付着部分を想定する。

血管茎側の追加切開線を考える。まずは腹直筋が直下にあることを確認しなくてはいけないので、ここから切り始める。必ず腹直筋上になるように、少し内側にデザインする。

2 腹直筋前鞘を切開する

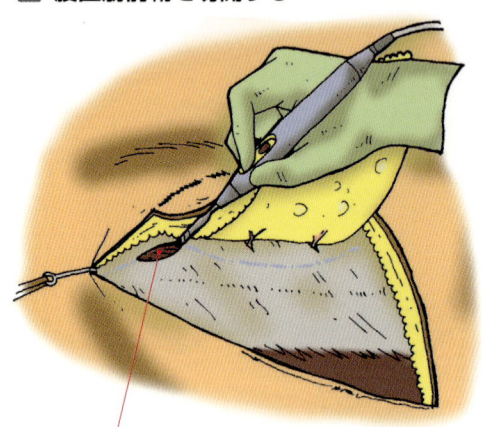

まず前鞘を2cmくらい電気メスで切開する。

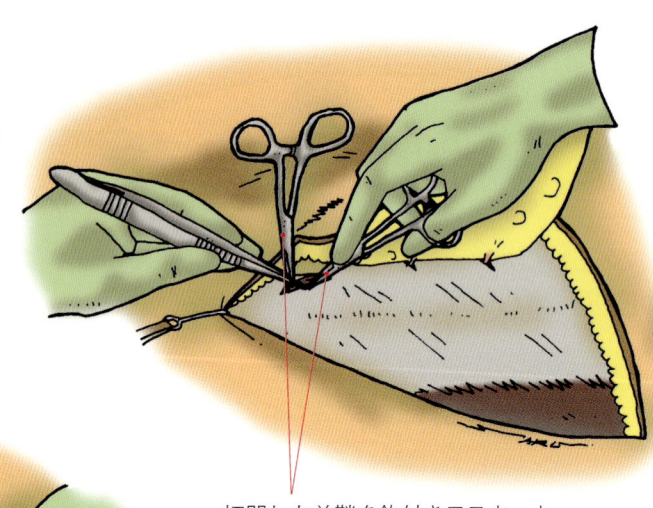

切開した前鞘を鉤付きモスキート（小児用コッヘル）などで把持する。

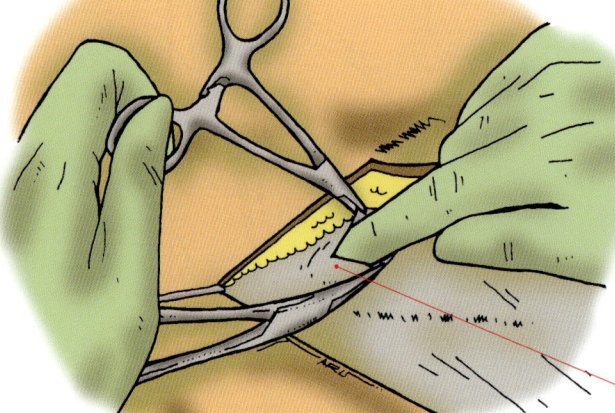

切開部から指を挿入し、前鞘と腹直筋筋体を鈍的に剥離する。

OPERATION

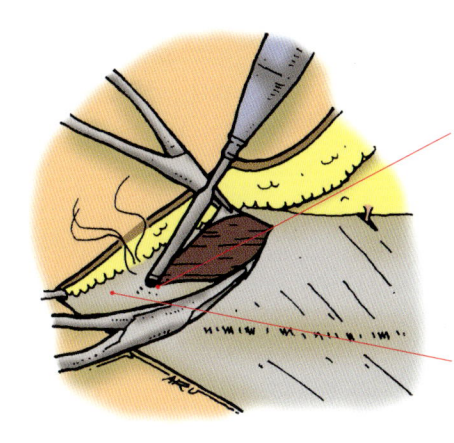

剥離した前鞘を持ち上げて、電気メスで切開を追加する。術野が十分でなかったら、再度鈍的に剥離して切開を追加する。

外下方に進むと筋膜だけでなく内腹斜筋筋体も含まれるが、気にせずに切開する。

傍腹直筋部が展開される。

脂肪が特別多くなければ、この時点で深下腹壁動静脈が膜の下に透見できる。

少なくとも肋間からの枝は膜の下に確認できるだろう。

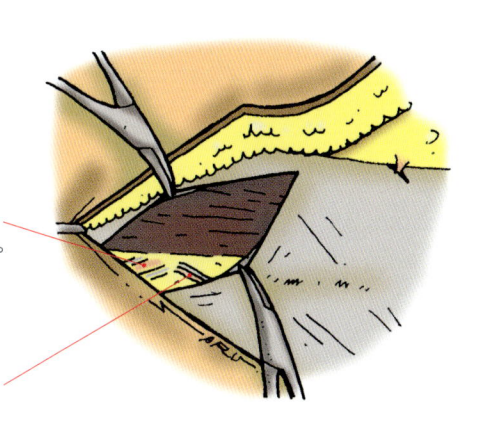

こんな術野になるはずだ。これから血管を剥離しよう。

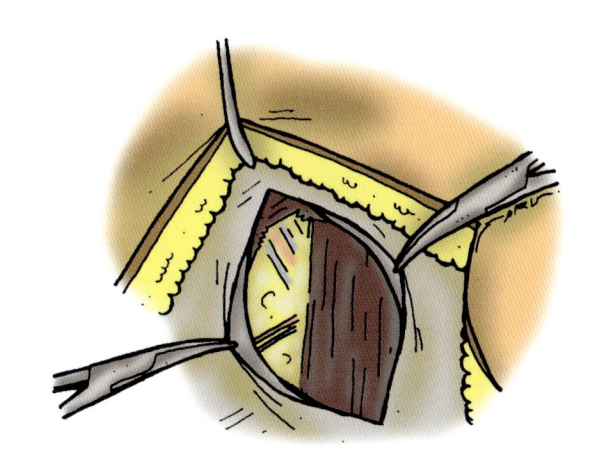

65

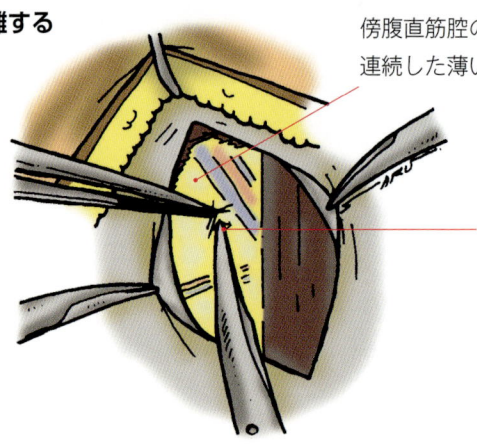

RECTUS ABDOMINIS MUSCULOCUTANEOUS FLAP

3 血管茎を剝離する

傍腹直筋腔の表面は、腹直筋から連続した薄い膜で覆われている。

まず表面1枚の膜を切開する。はじめに鑷子で持ち上げてハサミで開窓する。血管が見えている場合は、血管の直上ではなく、少し横で開窓した方が血管損傷の危険がなく、安全である。

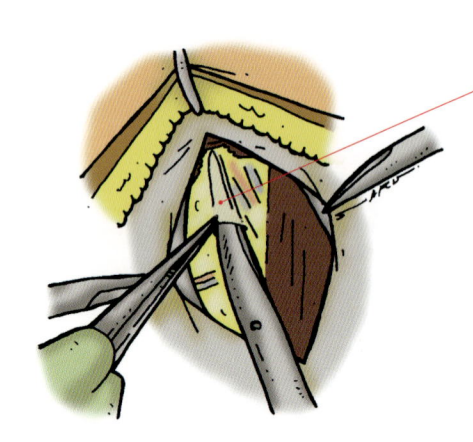

ハサミで膜の直下を剝離する。力を入れずに、少し開閉しながらすうっと挿入する。少しずつ膜を切ると緊張をかけにくくなるので、できるだけ長く広く剝離する。

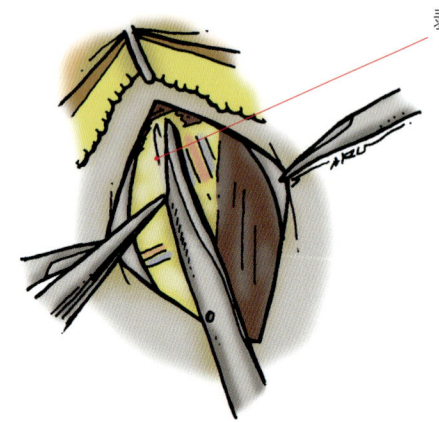

剝離した1枚の膜をハサミで切開する。

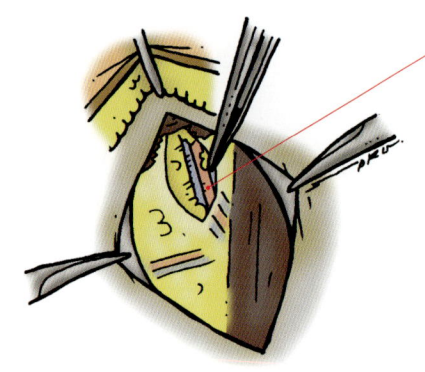

膜を展開すると、多くの場合、深下腹壁動静脈が見えてくる。見えない場合は剝離鉗子などで尾側を探すとたいてい見つかる。ここで確実に血管茎を確認することが重要である。

OPERATION

血管が確認されたら、血管茎を損傷しない安全なところがわかってくるので、残りの膜も切開する。

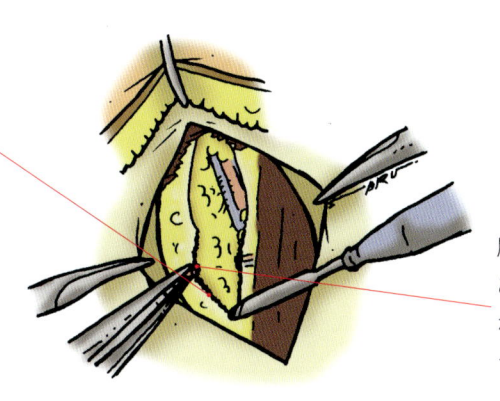

肋間からの枝はそれなりの太さがあるが、血管茎から十分離れていれば、電気焼灼による処理をしてもよい。

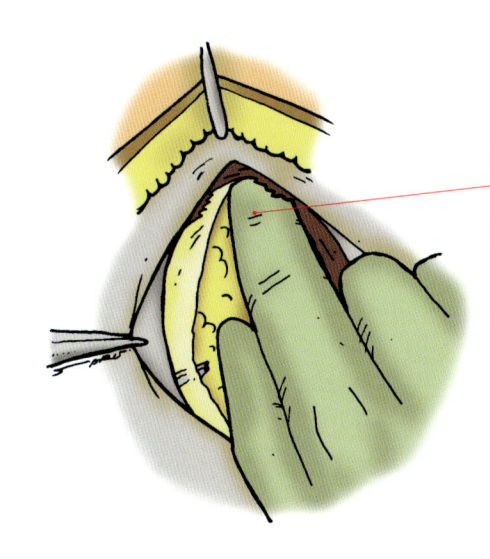

膜が剥がれたら、指で鈍的に展開する。ほどよい力で、血管周囲の脂肪をはずすようにする。この用手的な剥離でかなりの範囲が剥離できる。はじめは出血させてしまったり、逆に損傷を恐れて慎重になったりすると思うが、力の入れ具合などを調整して徐々に慣れてほしい。

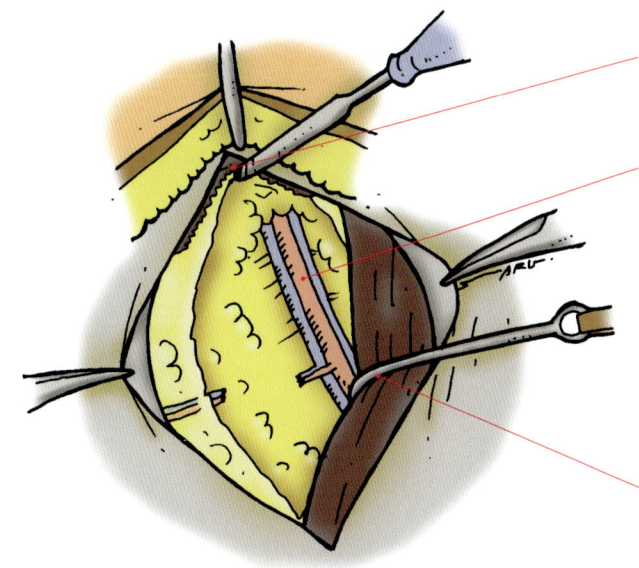

術野が十分確保できるように、必要であれば尾側に前鞘の切開を加える。

鈍的な剥離だけで血管周囲はかなり展開される。

血管茎に引っかけないように注意しながら腹直筋も牽引すると、術野が広がる。

67

RECTUS ABDOMINIS MUSCULOCUTANEOUS FLAP

まずは剥離する血管に
ベッセルループをかける。

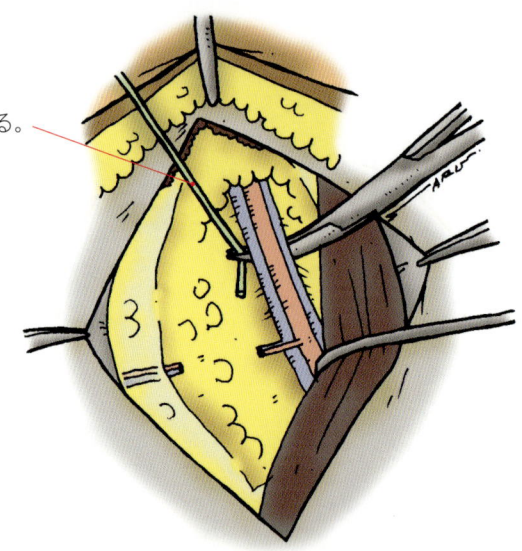

血管の両側に薄い膜が残ってい
るので、それを鋭的に剥離する。

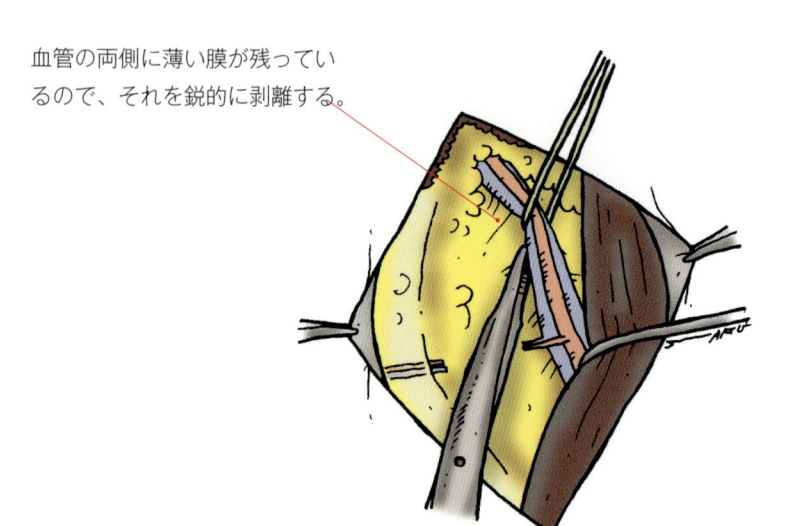

深下腹壁動静脈の枝は比較的少ないので、
ハサミで鋭的に剥離できる。

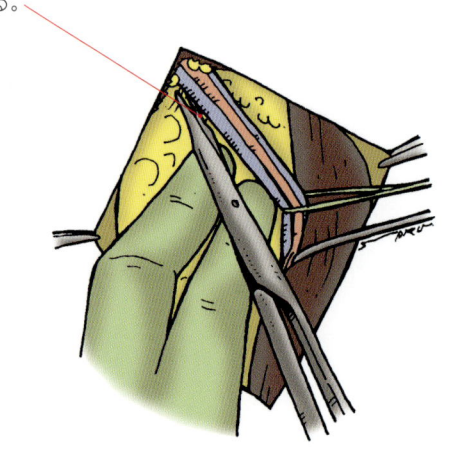

OPERATION

根部付近で尾側に向かう枝が出る。

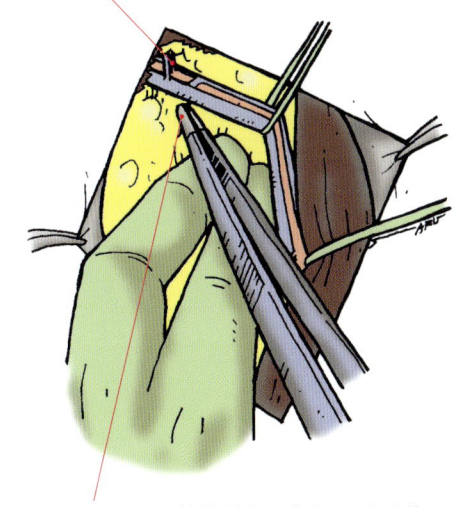

細い枝や出血しそうな索状物があったら、バイポーラで処理をする。根部は深いので、出血させると術野が悪くなる。

この枝が邪魔で根部までの剥離が難しかったら、この枝も処理する。

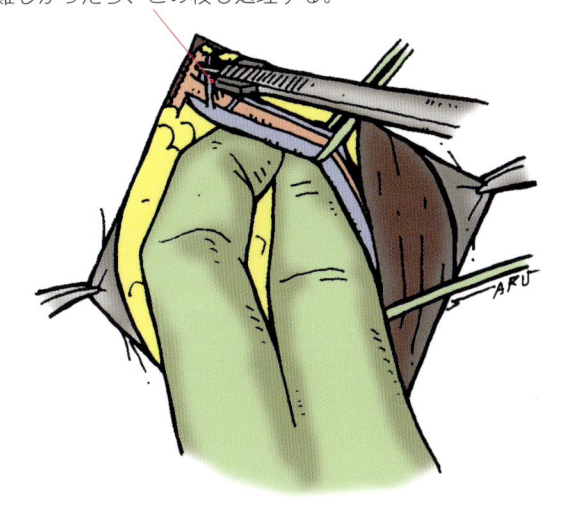

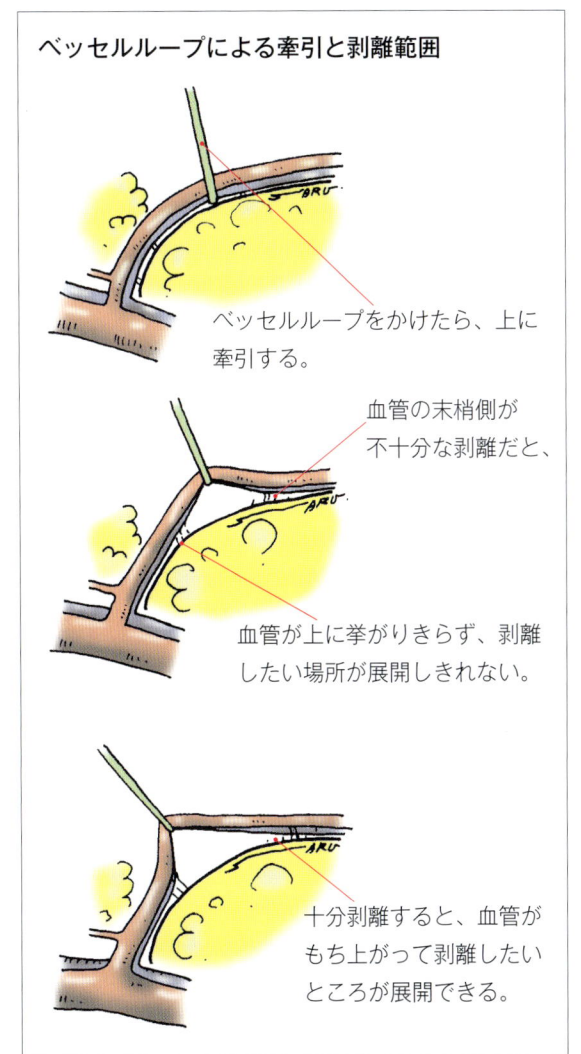

ここで、外腸骨動脈から立ち上がる根部を確認する。

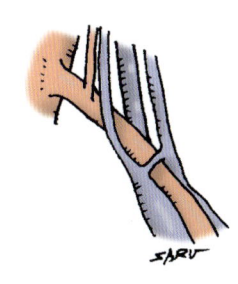

まずはよく観察して、考えよう。考えることは、温存する血管と血管吻合する場所。それ以外は処理する血管である。

ベッセルループによる牽引と剥離範囲

ベッセルループをかけたら、上に牽引する。

血管の末梢側が不十分な剥離だと、血管が上に挙がりきらず、剥離したい場所が展開しきれない。

十分剥離すると、血管がもち上がって剥離したいところが展開できる。

RECTUS ABDOMINIS MUSCULOCUTANEOUS FLAP

動脈は1本である。根部から枝までの距離が近いので、枝より中枢でのアナストは難しそうだ。血管吻合部は枝のすぐ末梢にしよう。枝の処理は片方だけで済むということだ。

2本の伴走静脈のうち1本はかなり細いので処理してしまおう。

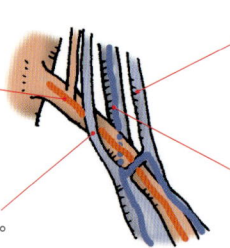

静脈は複雑だ。動脈をまたいでいる枝は処理しよう。

使う静脈はこの1本だけだ。

不要な枝をクリップとハサミで処理をする。

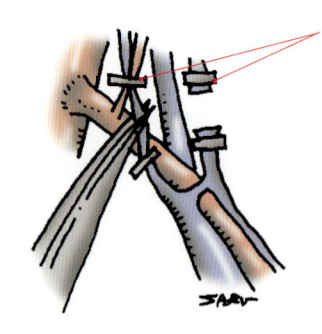

動脈を剥離したい方向に牽引して剥離する。移植先の動静脈の関係を考えながら、必要な分だけ動静脈を分離しておく。

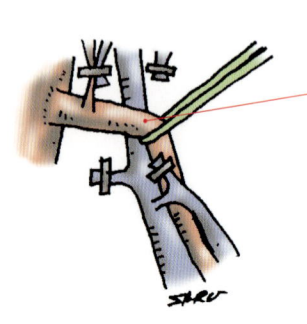

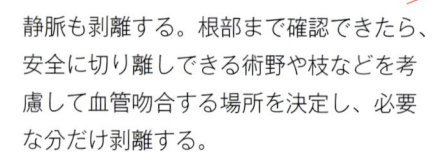

静脈も剥離する。根部まで確認できたら、安全に切り離しできる術野や枝などを考慮して血管吻合する場所を決定し、必要な分だけ剥離する。

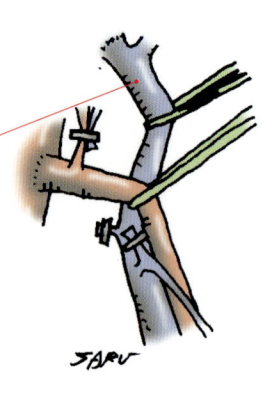

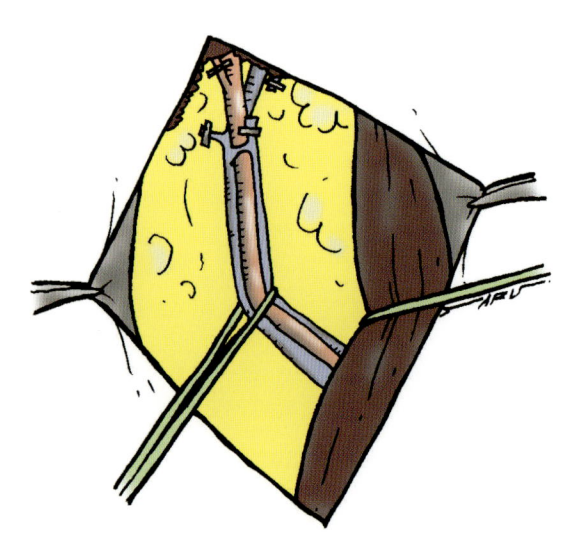

これで、血管茎の剥離が完了だ。

OPERATION

❸皮島作成

ここで行うことは2つ。
① 皮島の周囲を完全に切離する。
② 皮膚穿通枝を温存して前鞘を切離する。

このプロセスで最も大切なのは、皮膚穿通枝を損傷しないことだ。

1 残りの皮膚と皮下脂肪を切開して剥離する

残っている皮島の内側を皮膚切開して止血する。

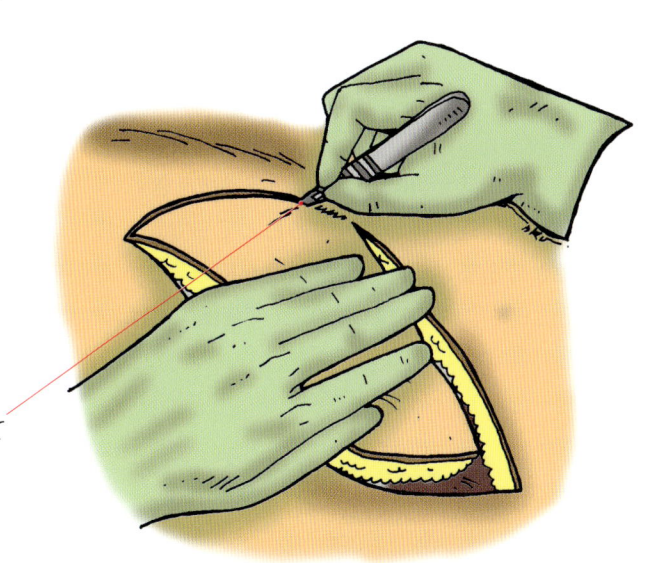

電気メスで前鞘直上まで皮下脂肪を切開する。

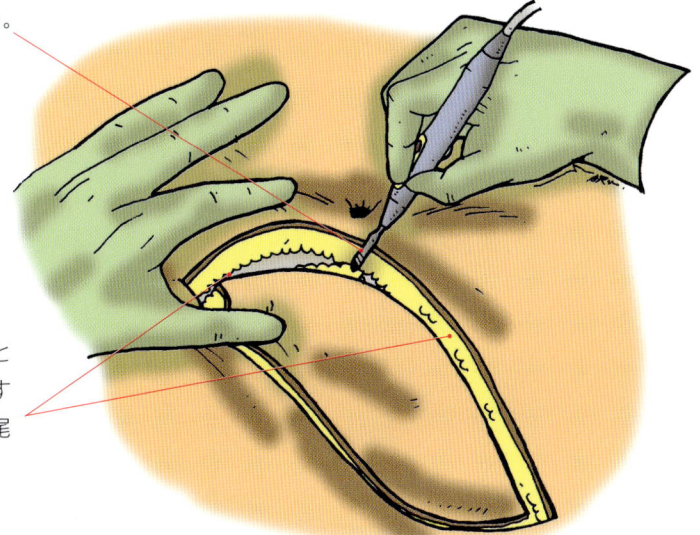

正中は意外にわかりにくく、深く切開すると対側に入ってしまうこともある。よって、すでに露出されている切開部、つまり頭側と尾側からつなげるように切開するとよい。

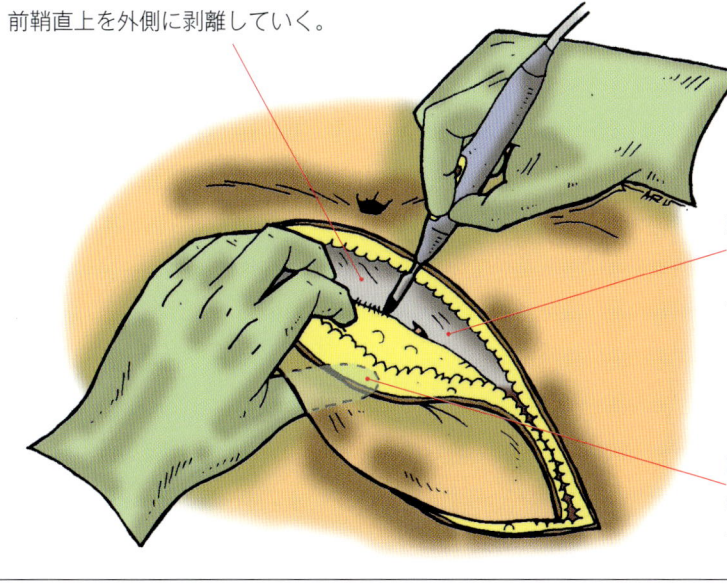

前鞘直上を外側に剥離していく。

頭側と尾側から剥離していくと、温存したい皮膚穿通枝を見ながら剥離できるので安全である。

内外側から手でつまんでみて、前鞘との付着部分の幅が1〜2cmまで剥離すれば十分である。

71

RECTUS ABDOMINIS MUSCULOCUTANEOUS FLAP

> ここで一番大切なのは、皮膚穿通枝をきれいに剥離することでも、前鞘を可能な限り温存することでもない。皮膚穿通枝を温存することである。仮に腹直筋前鞘を採取しすぎて閉創に不安があったとしても、人工物のメッシュで補強すればよいだけのことである。

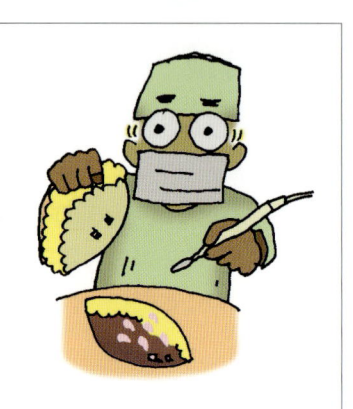

2 皮膚穿通枝周囲の前鞘を切開する

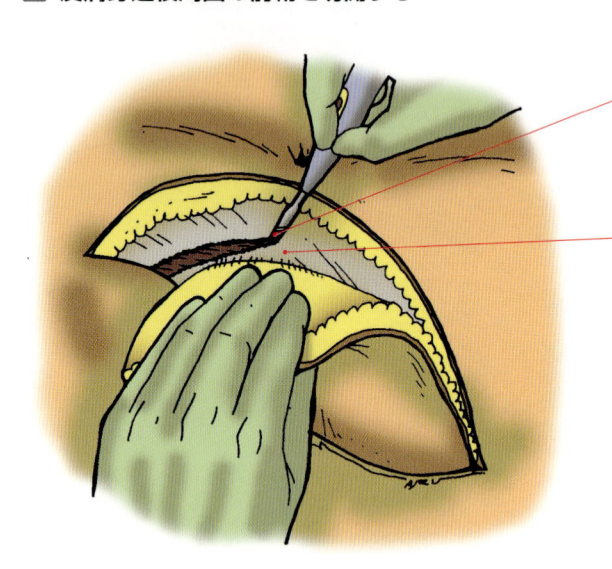

前鞘を切開する。危険なものはないので、電気メスでパツパツッと開くように切開する。

剥離したすぐ奥に皮膚穿通枝があるかもしれないので、見えているところから2〜3mmは距離をおく。

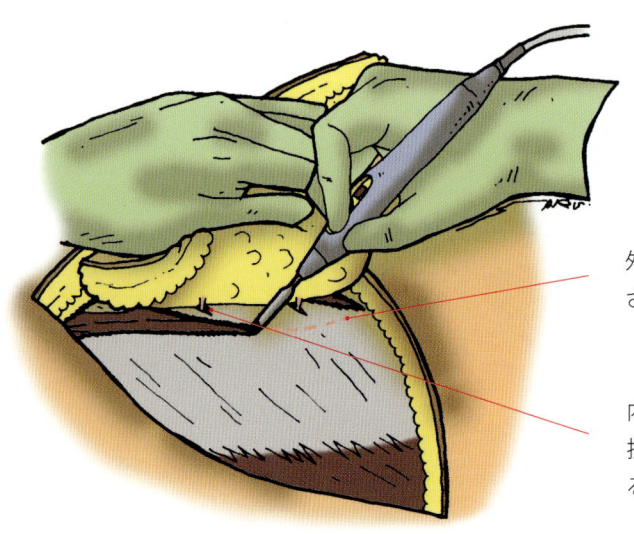

外側の前鞘も同じように切開して、さきほどの切開線と連続させる。

内側と同じく、穿通枝の近くを切開すると損傷する可能性がある。穿通枝が見えている場合は、そこから3〜4mmは距離をおく。

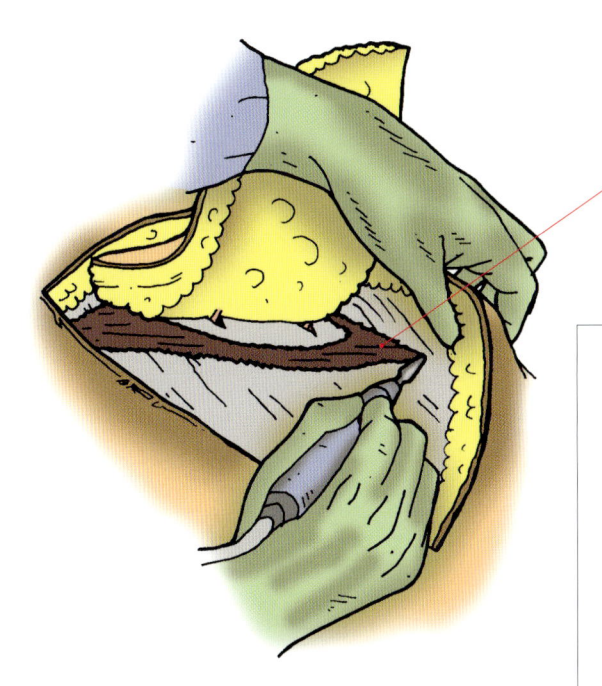

前鞘を全周性に切った後も、筋弁を切離しやすいように頭側に少し延長しておこう。

この段階で皮弁は島状になっている。
血流は大丈夫かな？

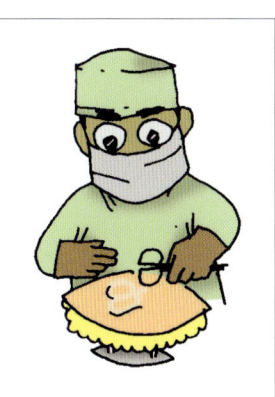

4 筋皮弁作成

ここで行うことは3つである。
① 前鞘を剥離する。
② 筋弁の内外側、裏面を剥離する。
③ 腹直筋の頭側と尾側を切離する。
　これで腹直筋皮弁は、深下腹壁動静脈を茎とした島状になる。

1 前鞘と筋体を剥離する

適切な層であれば、電気メスで軽くなでる程度で剥離できる。どちらかというと、筋肉側ではなく、前鞘側を攻めるとよい。

外側の前鞘の切開縁を小児用コッヘルなどで2カ所把持して、引っぱる。

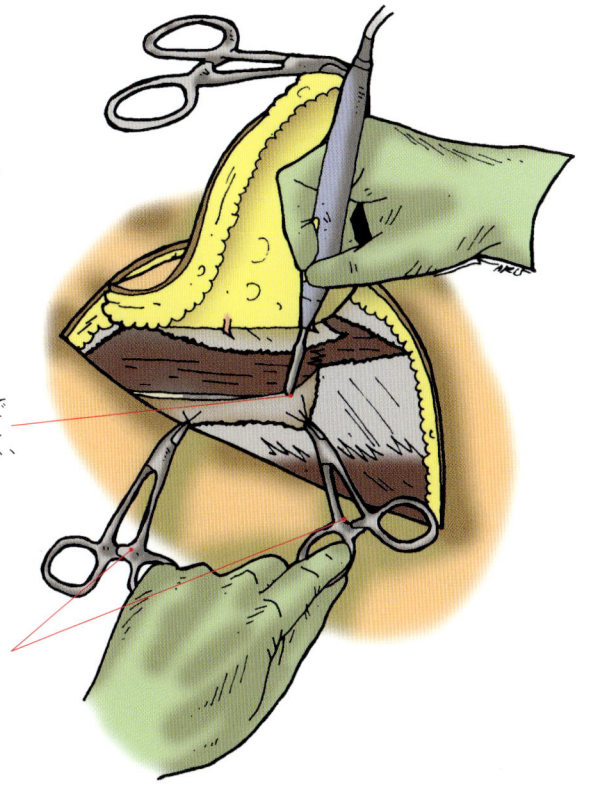

RECTUS ABDOMINIS MUSCULOCUTANEOUS FLAP

腱画の剥離方法

前鞘を切開した時点で腱画は確認できる。赤茶の筋体ではなく、白〜黄色の固いすじすじとして確認できる。太い皮膚穿通枝の近くにあることが多い。

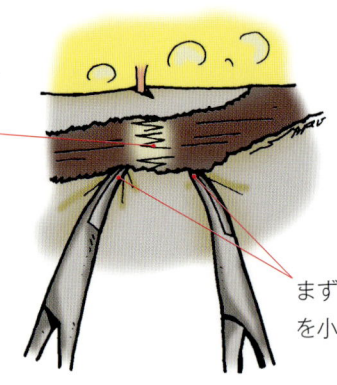

まずは、腱画の頭側と尾側それぞれを小児用コッヘルなどで把持する。

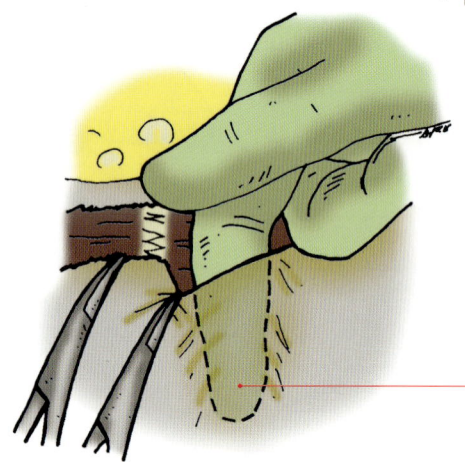

腱画の頭側と尾側の両方の前鞘裏面を、指か鑷子のお尻で鈍的に剥離する。

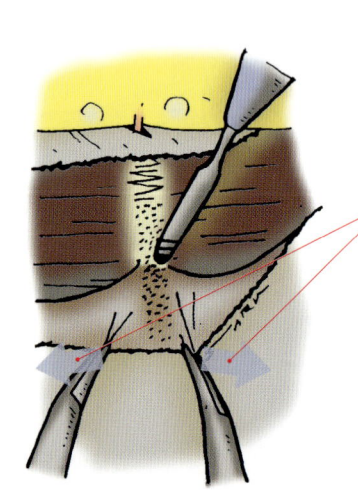

把持した鉗子を真上に引っぱりながら、電気メスで腱画部分だけ平らに剥離する。鉗子は上だけでなく、両横にも引っぱり、剥離部分が平面になるようにする。うまく引っぱらないと腱画部分だけ三角に引き込まれて前鞘に穴をあけることになる。

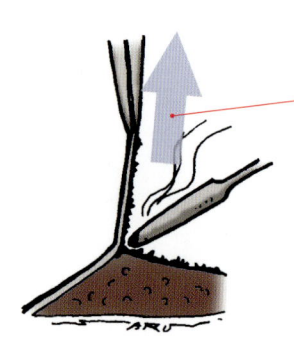

剥離面がなるべく平らになるように、まっすぐ上に引っぱる。

74

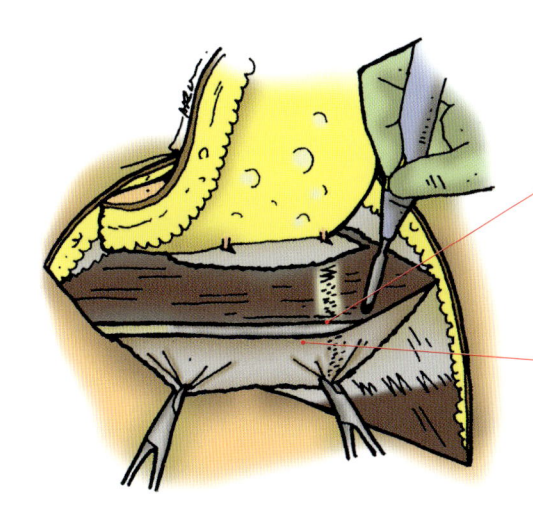

外側の前鞘を剥離していくと、腹直筋の外側縁を越える。

さらに剥離を進めて前鞘の折り返し付近までいくと、腹直筋筋体の外側方向への緊張が取れ、すっと内側に入るのがわかることがある。そこまで剥離しておくと、次の段階が楽である。

2 筋体の裏面を剥離する

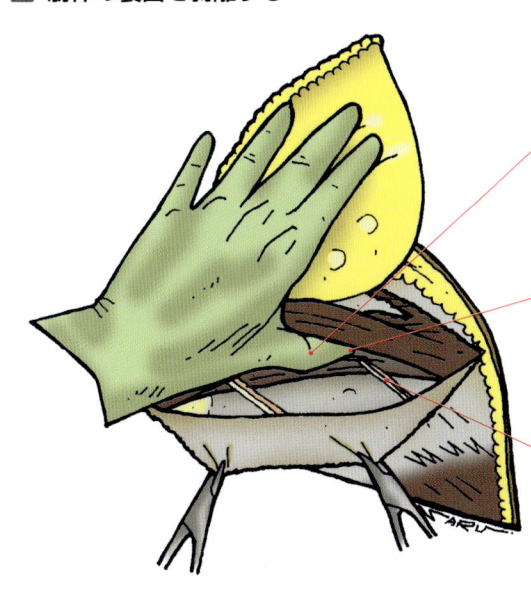

外側から腹直筋体の下に入る。入りやすい層に入って鈍的に剥離するが、奥に進むときは、筋体と血管の間の層に入ってしまう可能性があるので、気をつける。

皮弁の皮膚穿通枝より頭側で入っておけば、そこで血管茎を損傷しても問題ないので、安全。

肋間からの交通枝と神経が、筋体の裏面に入ってくる。剥離する時はこれも含めて持ち上げれば、間違いなく血管茎の下の層に入れる。

血管を確実に筋体に含めたら、さらに内側の剥離を進める。

弓状線から尾側は、血管周囲に脂肪が付着して層がわかりにくいことがあるので、この段階では弓状線から頭側だけ剥離すればよい。

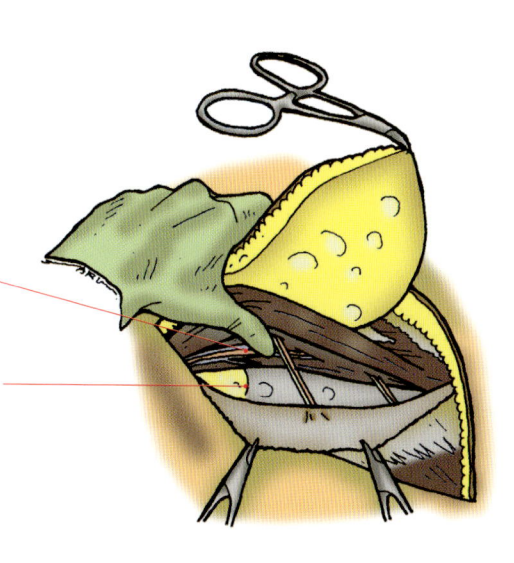

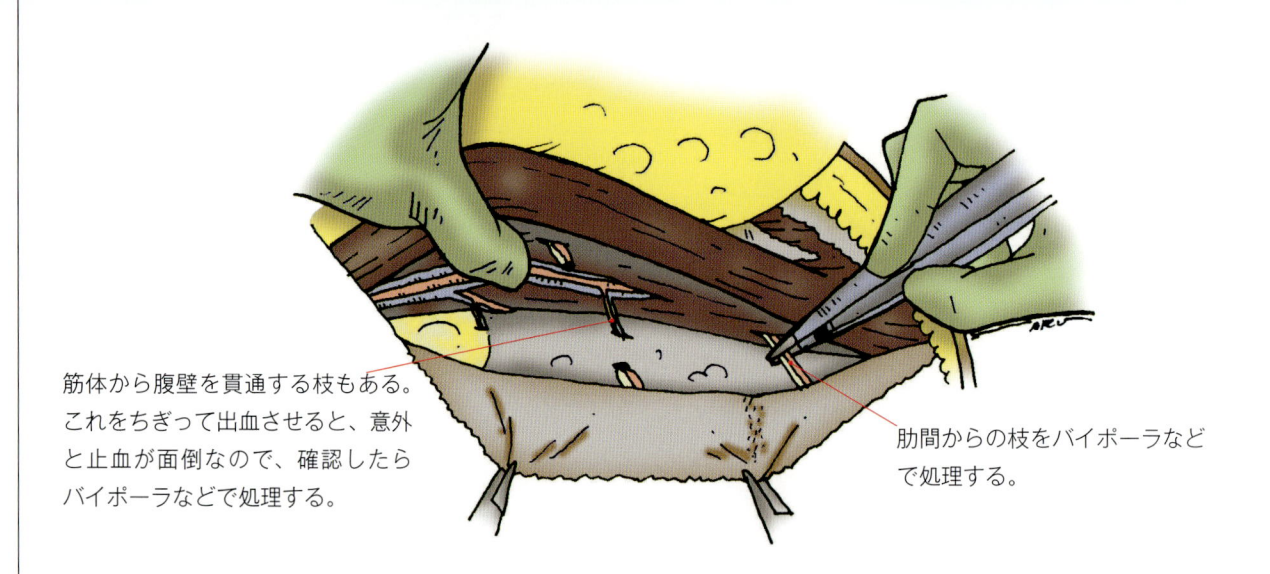

RECTUS ABDOMINIS MUSCULOCUTANEOUS FLAP

筋体から腹壁を貫通する枝もある。これをちぎって出血させると、意外と止血が面倒なので、確認したらバイポーラなどで処理する。

肋間からの枝をバイポーラなどで処理する。

血管茎を筋体に含めたことを確認し、枝も処理したら、内側縁まで簡単に鈍的に剥離できる。

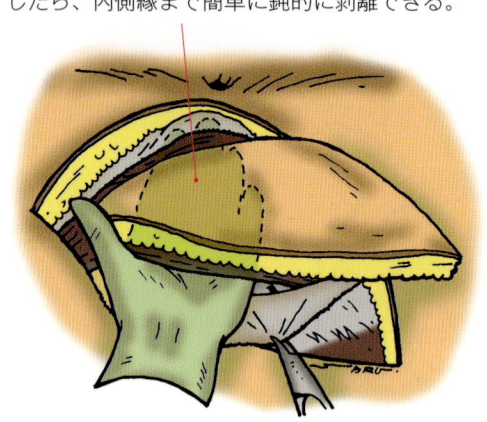

そのまま筋体を握るように内側縁、内側の前鞘裏面まで剥離する。

臍付近には血管茎から太い枝が出ていることがあるので、ちぎって出血しないようにバイポーラなどで処理しておく。

腱画の部分は外側と同じように剥離しにくいので、電気メスで剥離する。

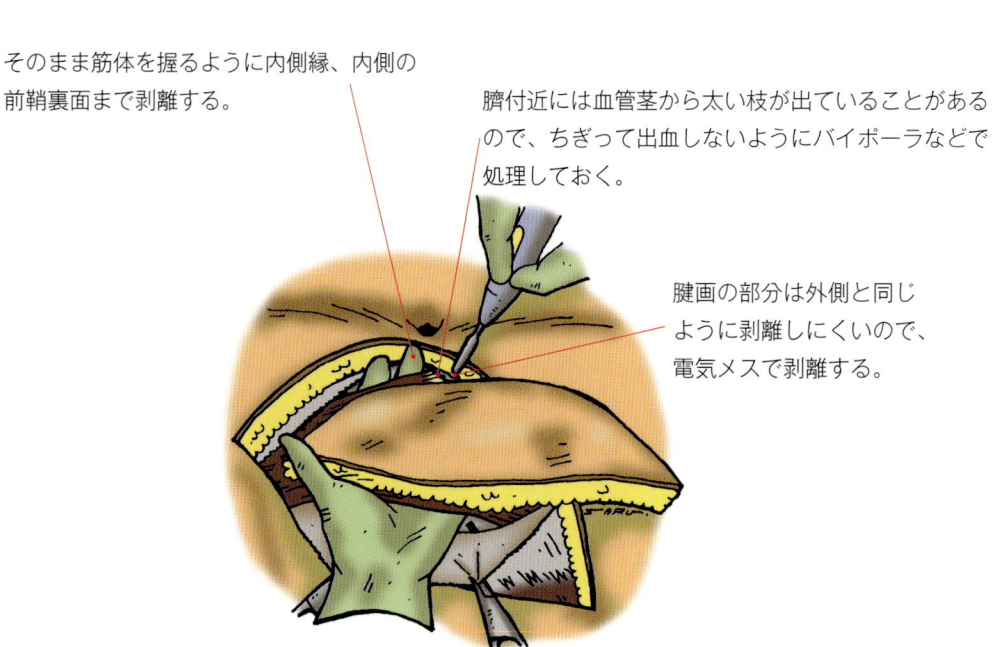

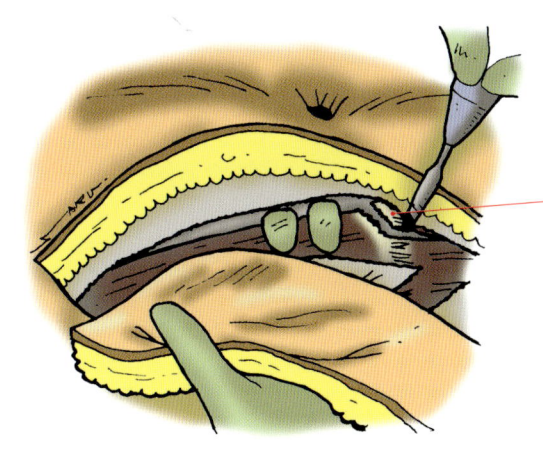

腱画部の癒着が強い場合は、無理して剥離せずに筋体を残しても構わない。この部分には必要な血管が入っている可能性はほとんどない。

3 筋体の頭側を切る

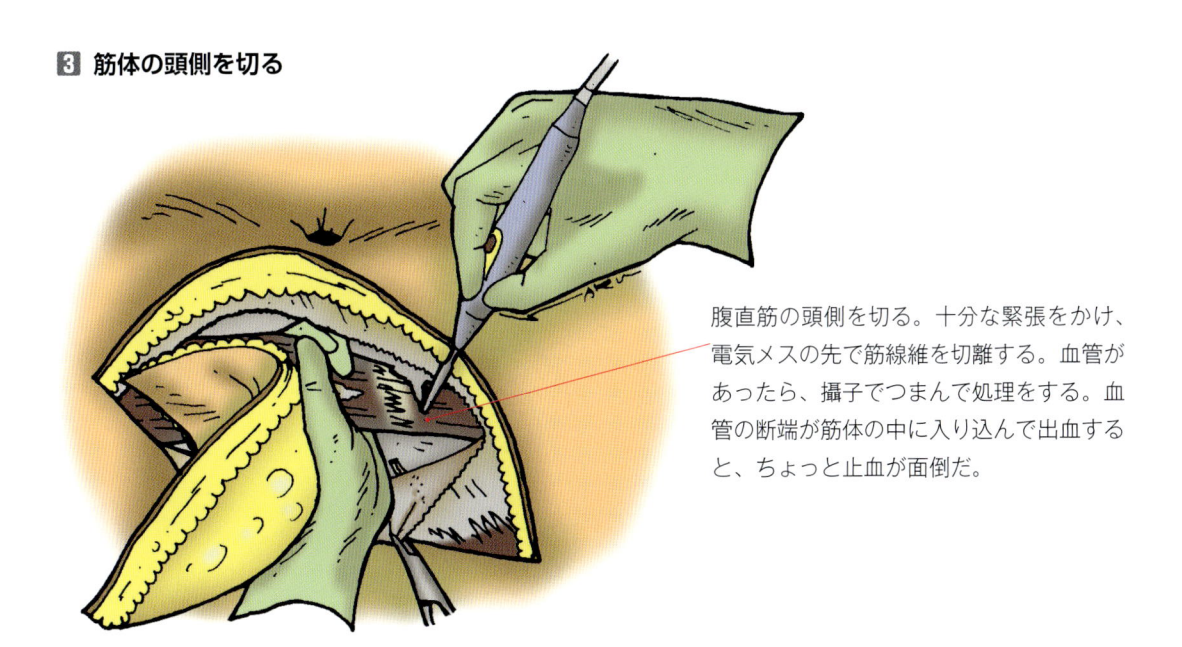

腹直筋の頭側を切る。十分な緊張をかけ、電気メスの先で筋線維を切離する。血管があったら、攝子でつまんで処理をする。血管の断端が筋体の中に入り込んで出血すると、ちょっと止血が面倒だ。

頭側の筋体を切って、筋皮弁を持ち上げる。

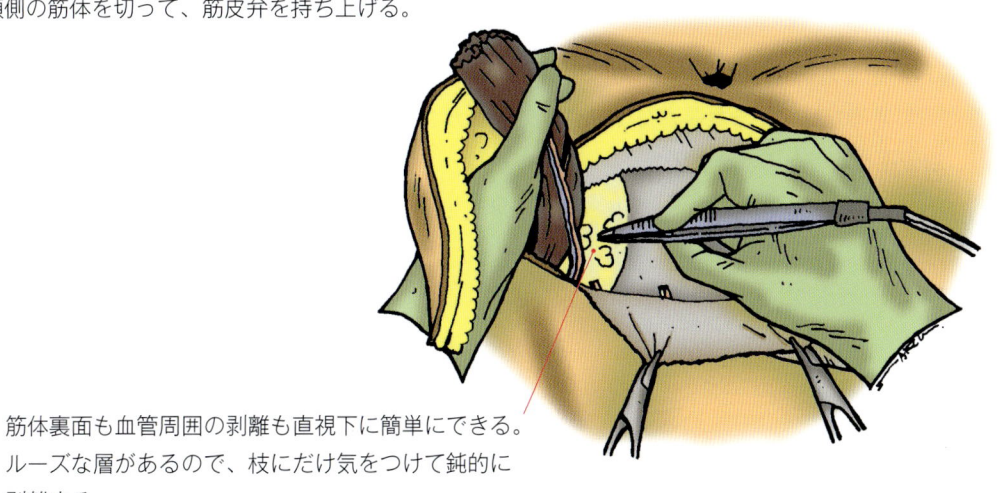

筋体裏面も血管周囲の剥離も直視下に簡単にできる。ルーズな層があるので、枝にだけ気をつけて鈍的に剥離する。

RECTUS ABDOMINIS MUSCULOCUTANEOUS FLAP

4 筋体の尾側を切る

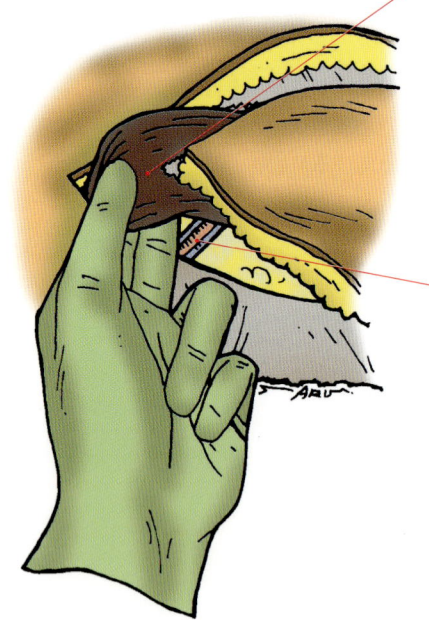

筋体の尾側付近には、血管茎があるので慎重に切る。まずは、血管茎の尾側で筋体を把持する。

この時、血管茎が把持部より頭側にある（手の下に落ちている）ことを十分確認する。スペースが足りなかったら剥離を追加する。

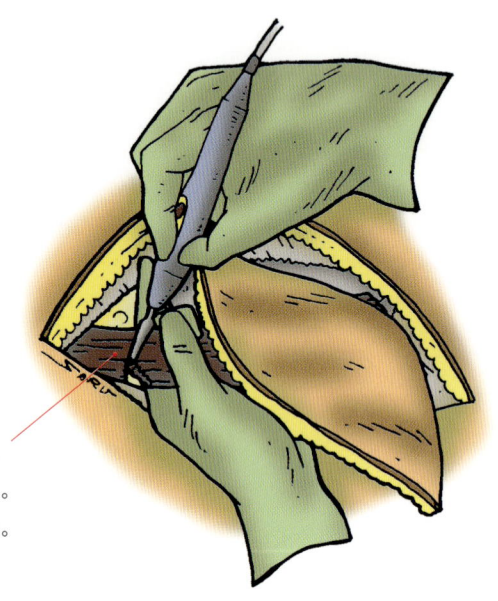

確実に血管茎を残すことが最優先である。血管茎を確実に避けた外側から切っていく。枝があったら随時鑷子で把持して焼灼する。

　これで筋皮弁は動脈1本、静脈1本ずつの島状になった。もういちど血管吻合部を確認しよう。結紮処理して血管吻合できるだけの十分な長さで剥離されているかな？
OKであれば、血管茎を切離して挙上終了だ。

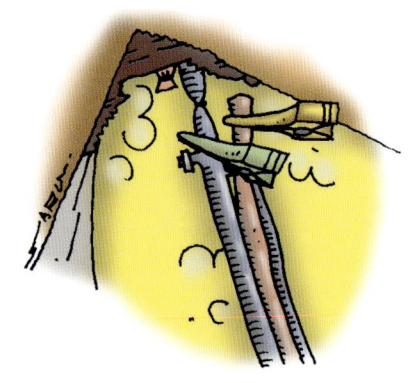

5 閉創

前鞘はマットレス縫合で閉じる。まずは、前鞘切開部すべてに糸をかける。糸はコントロールリリースの3-0針付き黒シルクを使っている。

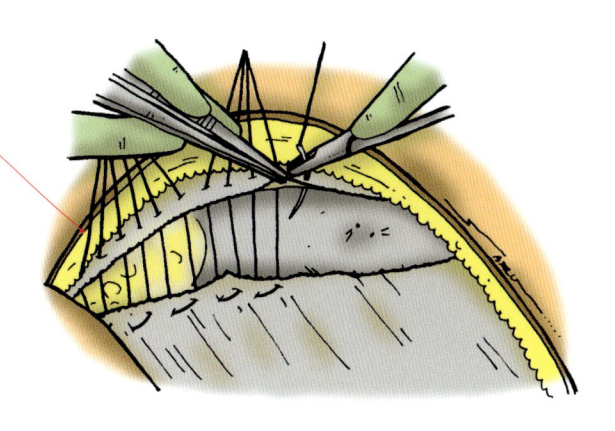

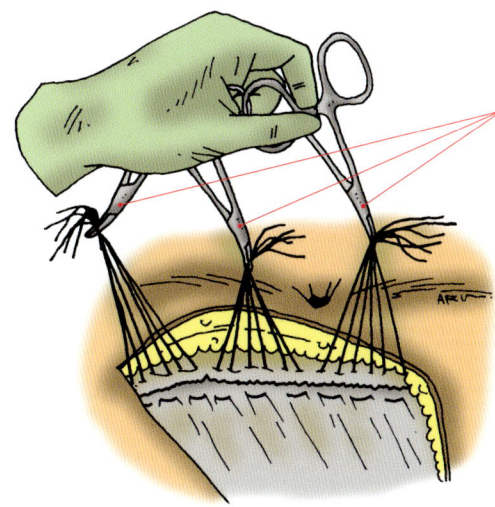

すべてに糸をかけてから、全部一緒に牽引する。1カ所だけ引っぱると、緊張が強いところが裂けてしまう。

牽引したまま、頭側から結紮していく。

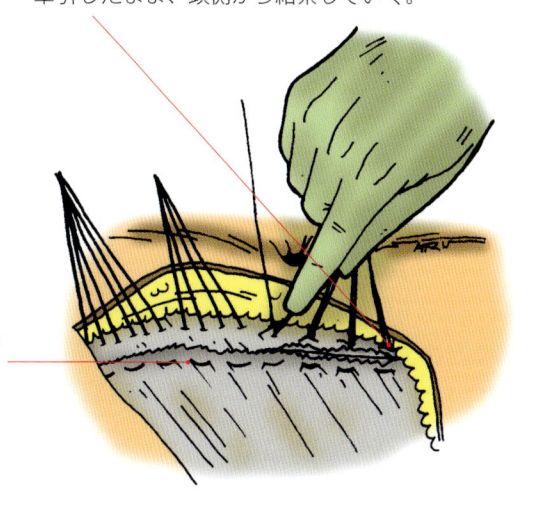

前鞘を採取した緊張の強いところまで閉じて、いったん中止する。

最後まで前鞘を閉じる前にやることが2つある。
1つは吸引ドレーンの先を入れること、もう1つは追加の前鞘タッキングである。

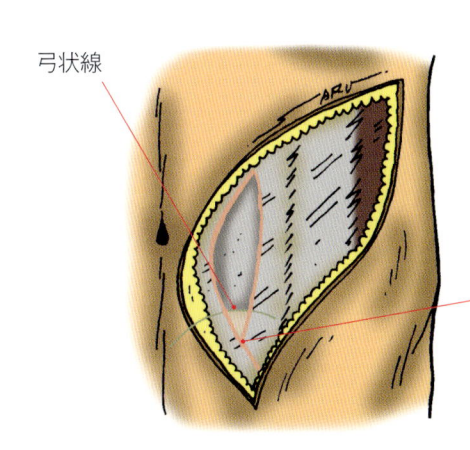

弓状線

このまま前鞘を単純縫縮していくと、特にこのdog earにあたる下腹部がたわむ。多くの場合ここは弓状線の下でもあり、たるみがそのまま腹壁弛緩となって形に出てしまう。よって、ここにも軽く緊張がかかるようなタッキング縫合を加えよう。

RECTUS ABDOMINIS MUSCULOCUTANEOUS FLAP

すでにかけた糸を引っぱって持ち上げる。

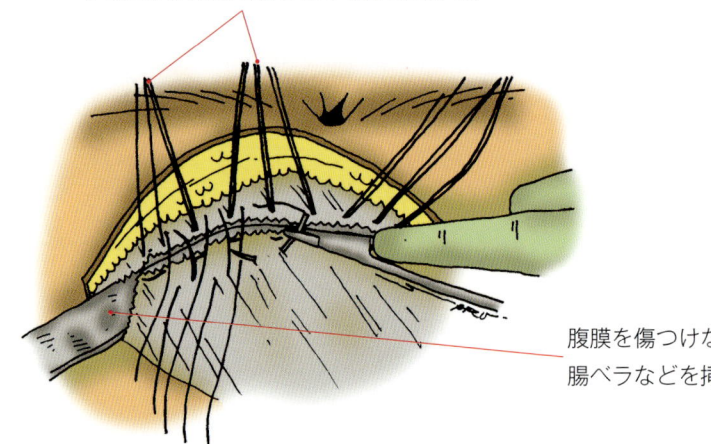

腹膜を傷つけないように、前鞘の下に腸ベラなどを挿入する。

タッキングの縫合のイメージ

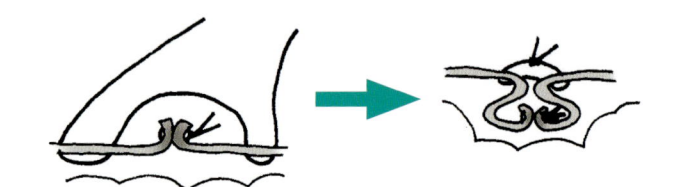

タッキングの目的は緊張の調整なので、糸を縛る時にも気をつける。

前鞘縫合終了。この時点で前鞘の緊張の状態を確認しよう。下腹部にたわみはないかな？

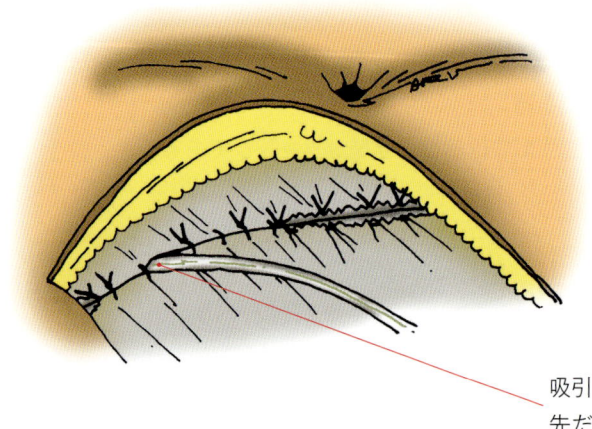

吸引ドレーンは、皮下を這わせ、先だけ血管剥離部に挿入する。

POSTOPERATIVE CARE

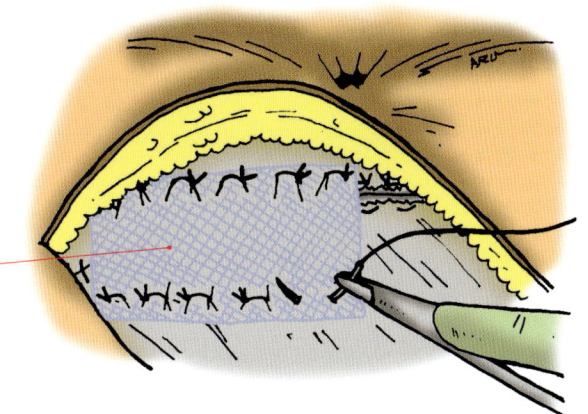

もし縫合が弱いところがあったら、
人工のメッシュで補強しておこう。

あとは皮下・皮膚を閉じて終了だ。

4-4 術後

術後は1カ月くらいの腹帯着用を推奨している。目的は腹圧を減圧して前鞘縫合部の負荷を減らすことだ。

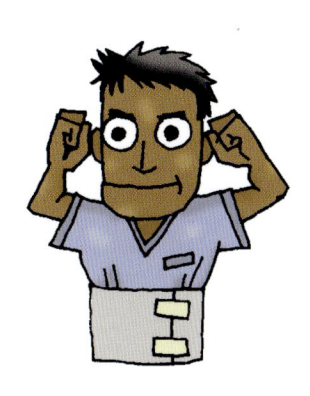

5 腓骨皮弁

FIBULA OSTEOCUTANEOUS FLAP

5-1　OVERVIEW

5-2　PREPARATION

5-3　OPERATION

5-4　POSTOPERATIVE CARE

腓骨皮弁はもっとも汎用性のある骨弁です。3次元的なイメージで剥離をしましょう。骨弁が使えると再建の幅が大きく広がりますよ。

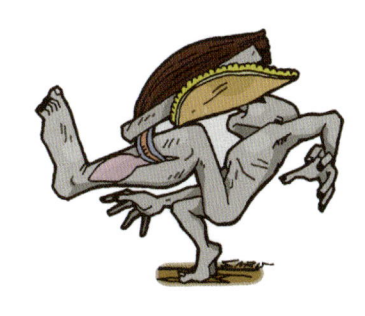

FIBULA OSTEOCUTANEOUS FLAP

5-1　腓骨皮弁の概要

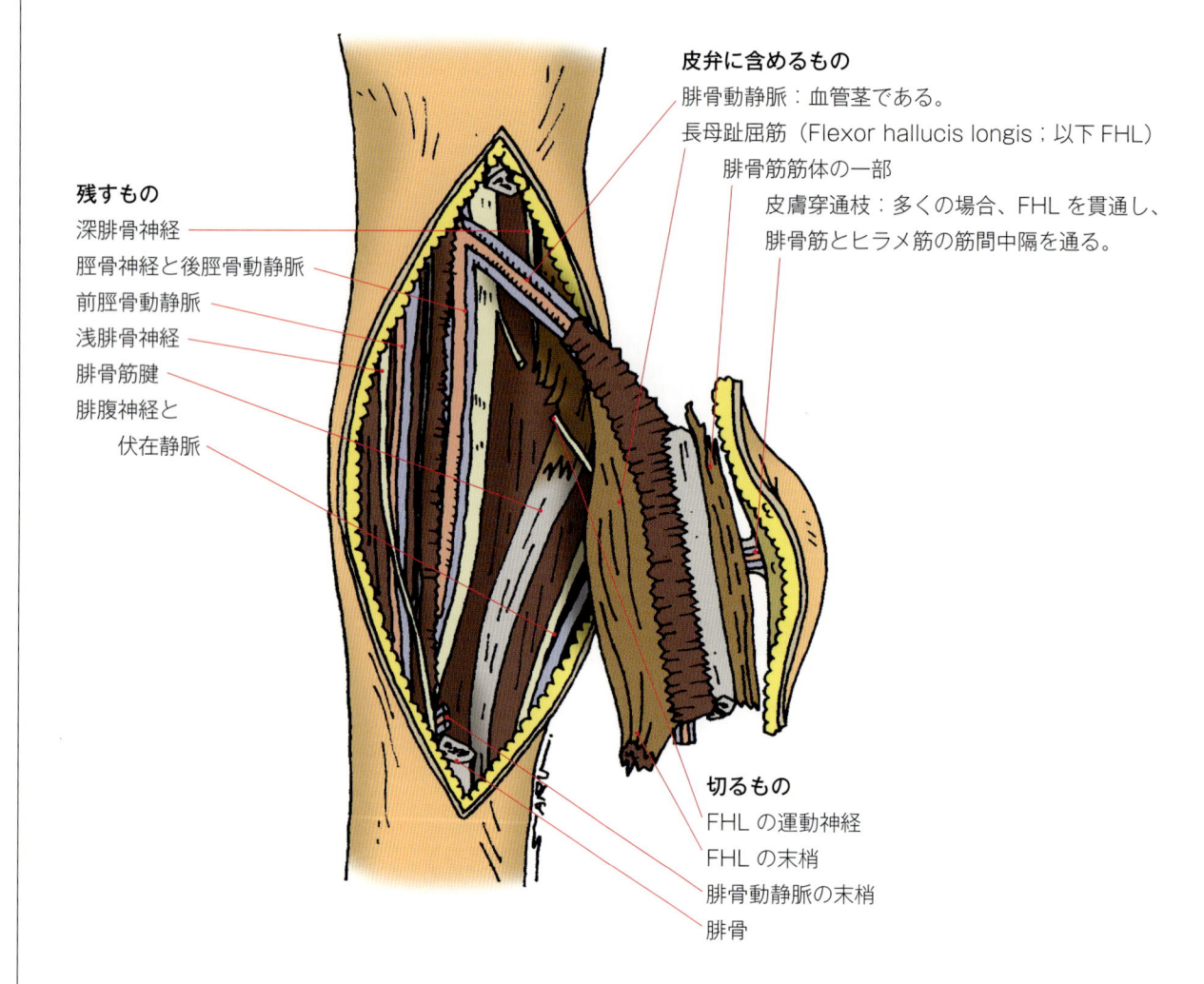

■解剖

残すもの
- 深腓骨神経
- 脛骨神経と後脛骨動静脈
- 前脛骨動静脈
- 浅腓骨神経
- 腓骨筋腱
- 腓腹神経と伏在静脈

皮弁に含めるもの
- 腓骨動静脈：血管茎である。
- 長母趾屈筋（Flexor hallucis longis；以下FHL）
- 腓骨筋筋体の一部
- 皮膚穿通枝：多くの場合、FHLを貫通し、腓骨筋とヒラメ筋の筋間中隔を通る。

切るもの
- FHLの運動神経
- FHLの末梢
- 腓骨動静脈の末梢
- 腓骨

OVERVIEW

　腓骨皮弁の挙上は三次元で行われるので、方向に関する言葉があいまいになりやすい。下図のように表現する。

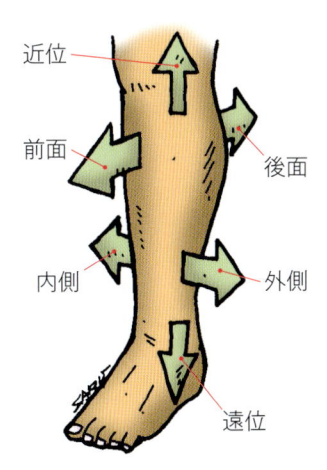

近位
前面　　後面
内側　　外側
遠位

　なお、上、下、前方、後方、奥などという表現は、臓器・術野もしくは術者から見た感覚的な方向を示すこととする。

■特徴

　腓骨皮弁の特徴は、皮下脂肪が薄いことである。多くの場合、太いしっかりした皮膚穿通枝があり、植皮をすれば幅9cmくらいまでの大きな皮弁を採取することができる。

　最大の利点は骨弁にある。直径1～2cm、長さ20～25cmの長管骨が採取できる。形がシンプルなので、様々な形に細工ができるが、骨枝は1～2本しかないことが多く、確認もしにくいので、骨切りする場合は骨膜栄養になると思って骨片の長さが3cmよりは短くしない方がよい。

　血管茎の長さは、後脛骨動静脈との分岐部から、採取できる骨弁の遠位端までが約20～25cmと考えて、計算する。つまり、使う骨弁が10cmであれば血管茎は10cm以上採取できるが、20cm以上使うのであれば、4～5cmとなる。この場合は骨弁から血管茎を剥がすことによって多少距離を稼げるが、その分、骨弁の血流は不安定になる。

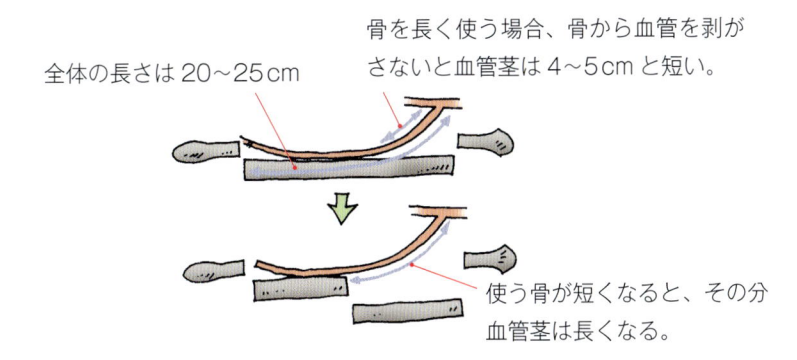

全体の長さは20～25cm
骨を長く使う場合、骨から血管を剥がさないと血管茎は4～5cmと短い。
使う骨が短くなると、その分血管茎は長くなる。

　血管茎の太さは動脈が3～5mm、静脈は5mm以上あることが多く、かなり太いので、移植床血管とのバランスに留意する。また、高齢者の場合は石灰化していることが多い。

FIBULA OSTEOCUTANEOUS FLAP

5-2　術前

■マーキング

まずは解剖学的なマーキングを行う。

腓骨
両骨頭部以外はわかりにくいので、だいたいでよい。

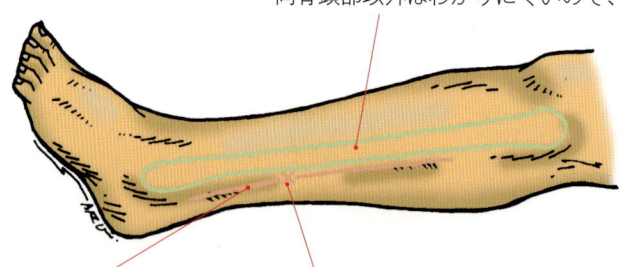

腓骨筋とヒラメ筋の筋間
ヒラメ筋の筋体の前面にあり、腓骨の1〜2cm後面にある。

皮膚穿通枝
腓骨筋とヒラメ筋の筋間にある。末梢側1/3付近に多いとされている。採取骨と腓骨動静脈の走行をイメージして、採取できるところのみ確認する。あまり近位や遠位で探しても意味がない。

■皮弁のデザイン

ここでは、約5×15cm紡錘形の皮弁と12cm長の骨弁の計画で説明する。

両骨頭は骨縁から約7cmずつ（頂点からは約6cmずつ）残す。

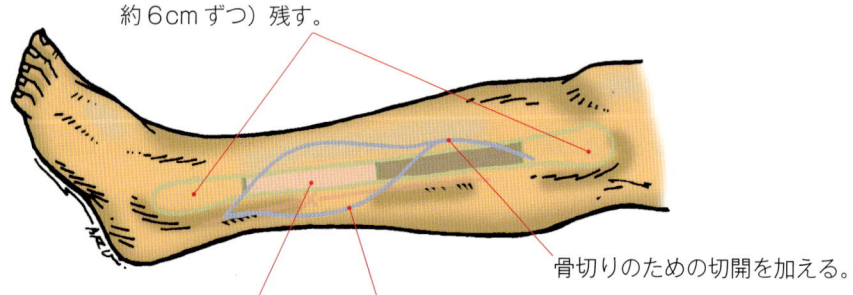

骨切りのための切開を加える。

必要な骨の長さをマーキングする。この時、遠位側1cmくらいはトリミングする可能性があるので、1〜2cm長くマーキングする。これより近位側の骨弁は破棄することになる。

皮膚穿通枝を含めた皮島をデザインする。後面は術野の視界が悪いので、やや前面にデザインする。

■検査

造影 CT 検査で以下の 3 つを評価する。
① 下腿の 3 血管系（前脛骨、後脛骨、腓骨動脈）の評価：腓骨動脈を切離しても足の血流が維持されるかどうかの評価である。3 本あれば OK、2 本でも、後脛骨が優位であれば OK としている。
② 腓骨動脈の評価：主に血管吻合部の石灰化を評価する。強い石灰化がある場合、血管吻合にはかなり高い技術を要し、血栓のリスクも高いので、あきらめる。
③ 腓骨動脈の末梢の走行：腓骨動脈は末梢では腓骨から離れていく。この部位では、骨膜栄養での骨片の血流が不安である。遠位の骨片をどれくらいの長さで切れるのかの目安になる。

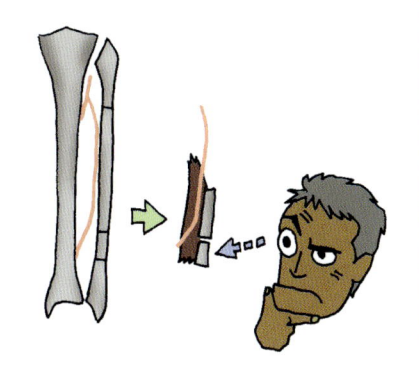

可能であれば皮膚穿通枝の走行も確認しておく。まれに、ヒラメ筋内を走行するパターンもあり、このタイプでは皮膚穿通枝の剥離がきわめて困難なので、前腕などの別の皮弁の準備も考慮に入れる。

■インフォームド・コンセント

- 術後安静度：採取部に植皮をした場合、1 週間は患肢を挙上し、歩行禁止とする。板付き車いすでの移動は可。
- キズあと：特に植皮の跡は目立つ。
- 運動障害：疼痛による歩行障害の可能性はあるが、基本的に運動障害はない。
- 知覚障害：浅腓骨神経損傷による足背知覚障害、腓腹神経損傷による足底知覚障害の可能性がある。
- 槌状趾（足趾の屈曲拘縮）の可能性：FHL を全幅で切った場合はほとんど起きない。
- 骨折の危険性：ほとんどないが、強いひねり力が加わると脛骨骨折を起こす可能性がある。
- 創部合併症：植皮の生着不良、一般的な局所感染、内出血などの可能性がある。

■必要な道具

必要なもの
- ターニケット：注意点は前腕皮弁と同じ。駆血圧は、下肢の場合は血圧＋ 100〜150 mmHg なので、250〜300 mmHg で設定する。
- 骨切りの道具：線鋸などでもよいが、モーターがおすすめ。レシプロケーティングソーがよい。

あると便利なもの
- ゴム付き鈍フック：術野の展開に使う。
- シーリングデバイス：リガシュア® など。

FIBULA OSTEOCUTANEOUS FLAP

■体位と準備

準備

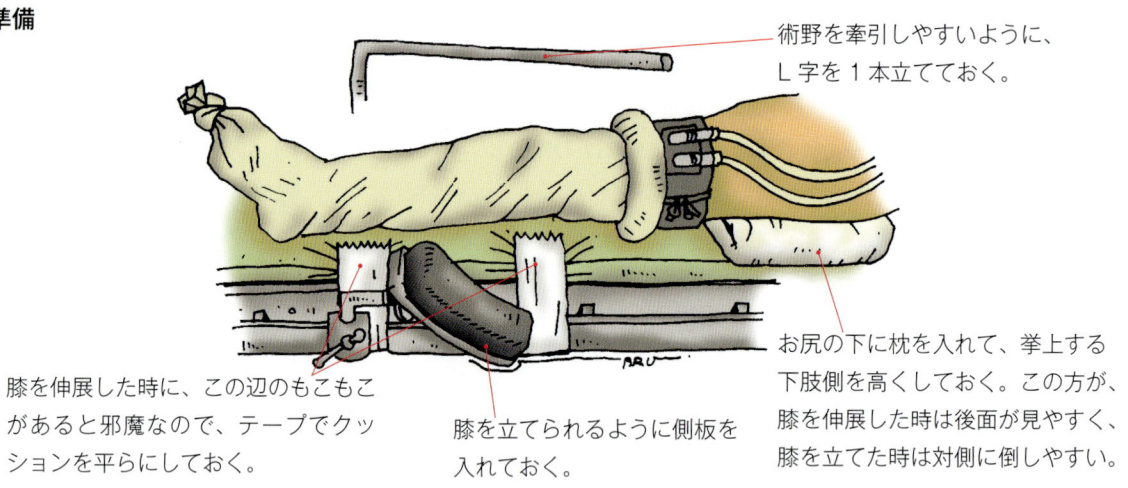

- 術野を牽引しやすいように、L字を1本立てておく。
- 膝を伸展した時に、この辺のもこもこがあると邪魔なので、テープでクッションを平らにしておく。
- 膝を立てられるように側板を入れておく。
- お尻の下に枕を入れて、挙上する下肢側を高くしておく。この方が、膝を伸展した時は後面が見やすく、膝を立てた時は対側に倒しやすい。

採取時の体位

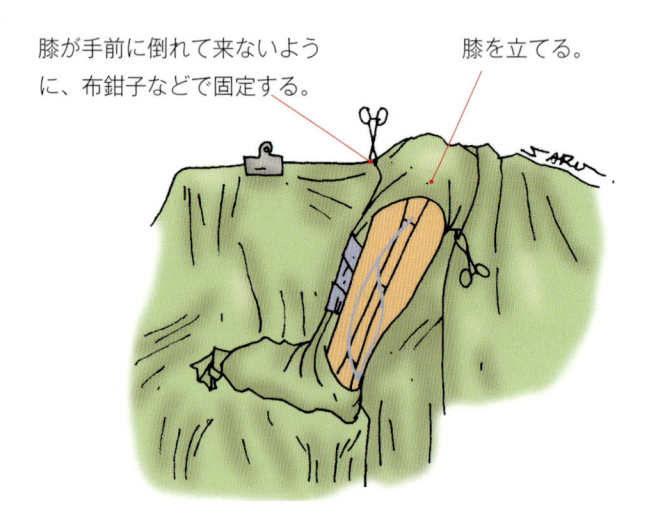

- 膝が手前に倒れて来ないように、布鉗子などで固定する。
- 膝を立てる。

5-3 挙上

1 皮切〜前方の剥離

ターニケットで駆血して挙上を開始する。

ここでやることは6つ。多いようだが、一気に行く。

① 皮弁の前面〜近位を切開する。
② 浅腓骨神経を温存する。
③ 皮膚穿通枝を確認する。
④ 必要な腓骨筋弁を付着させながら剥離する。深腓骨神経も温存する。
⑤ 前脛骨動静脈を温存しつつ前中隔を切る。
⑥ 骨間膜を切る。

88

OPERATION

1 皮弁前面から近位の延長切開まで皮膚切開する

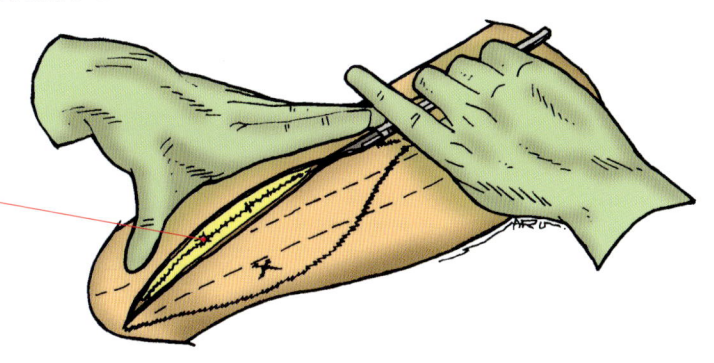

駆血されているので出血しない
かもしれないが、皮下の静脈は
止血処理しておく。

2 前面から皮弁下を筋膜上で剥離する

浅腓骨神経の剥離は、前腕皮弁の時の橈骨神経浅枝と同じ方法で剥離すればよいが、皮下脂肪組織の中は走行しないので、より簡単である。

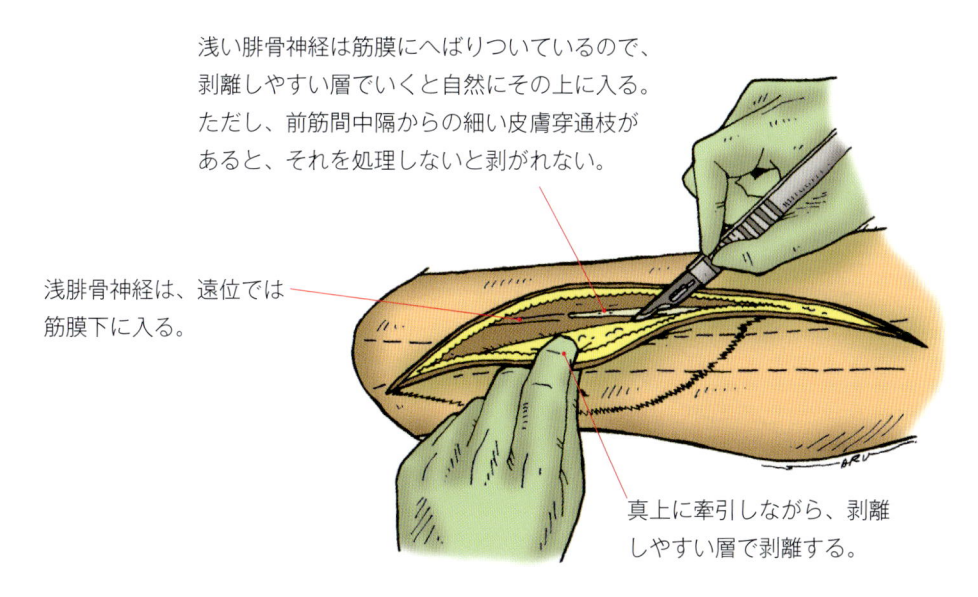

浅い腓骨神経は筋膜にへばりついているので、
剥離しやすい層でいくと自然にその上に入る。
ただし、前筋間中隔からの細い皮膚穿通枝が
あると、それを処理しないと剥がれない。

浅腓骨神経は、遠位では
筋膜下に入る。

真上に牽引しながら、剥離
しやすい層で剥離する。

3 筋膜を切開して、皮膚穿通枝を確認する

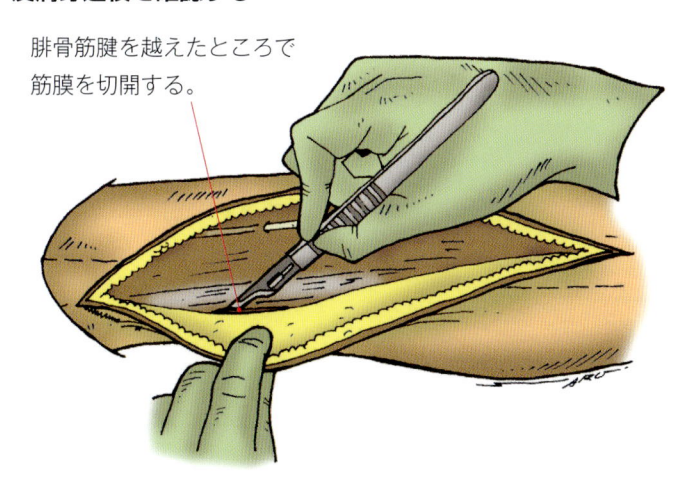

腓骨筋腱を越えたところで
筋膜を切開する。

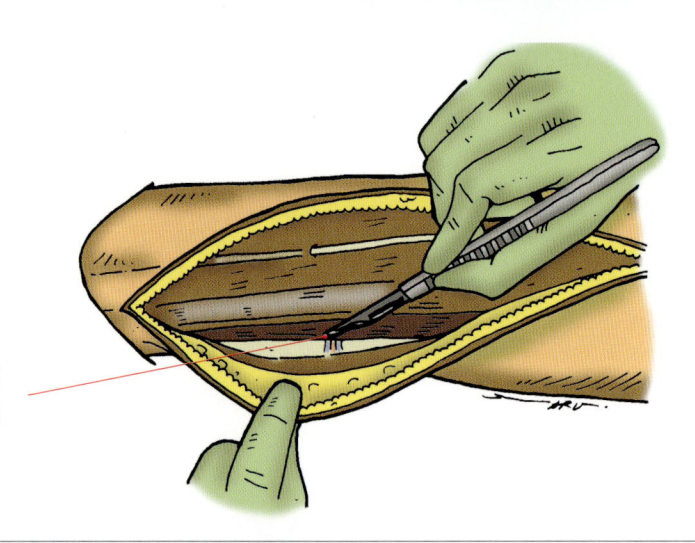

FIBULA OSTEOCUTANEOUS FLAP

筋膜下を後面に剥離していくと筋間中隔が見えてくる。ここで皮膚穿通枝が透見できるはずだ。

腓骨筋膜下の剥離～筋間中隔での皮膚穿通枝の確認までの操作

層をメスで切るのではなく、筋体を筋膜からメスの腹で剥がすように操作する。

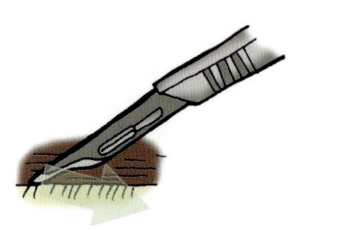

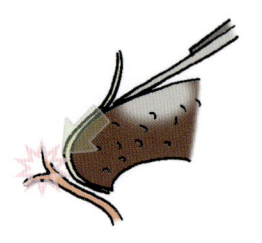

メスで切り進んでいくと、筋間中隔にメスを立てることになって危険。

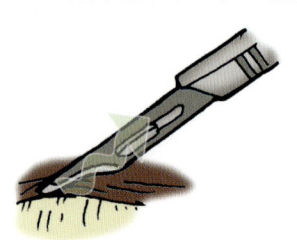

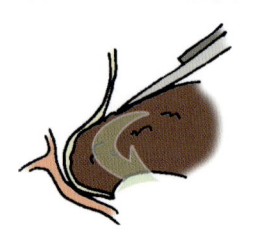

メスの腹で筋体を筋膜から押し削ぐように、つまり刃に沿ってではなく、横の力を加えながら進む。

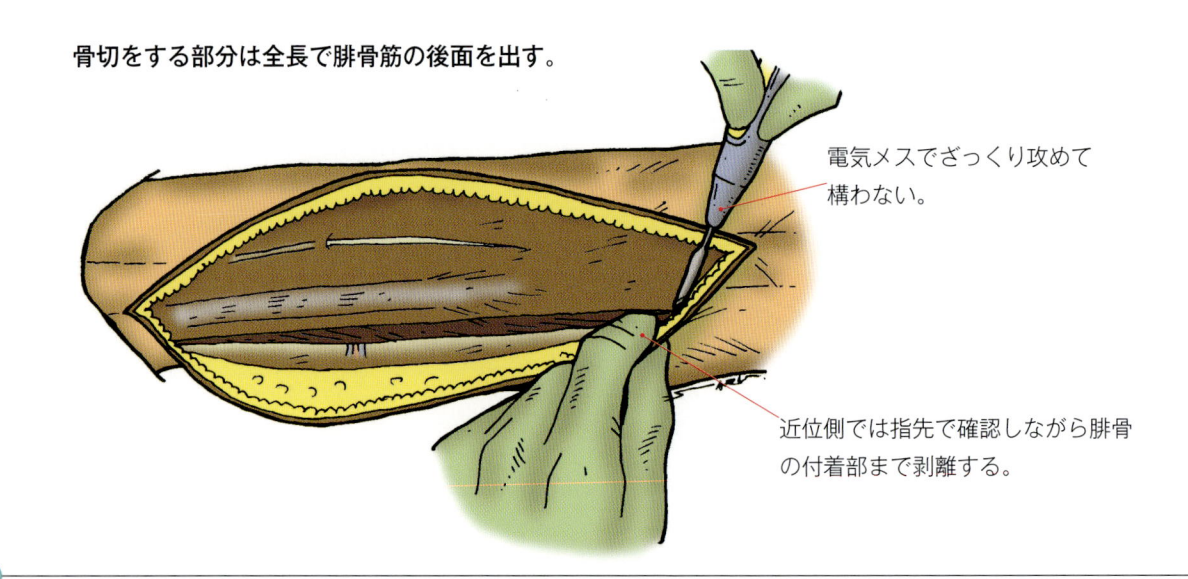

骨切をする部分は全長で腓骨筋の後面を出す。

電気メスでざっくり攻めて構わない。

近位側では指先で確認しながら腓骨の付着部まで剥離する。

4 腓骨筋を剥離する

まずは骨弁として使う腓骨に付着させる腓骨筋弁の剥離から入る。

いま見えているのは長腓骨筋であり、これを剥離する。腓骨筋群は簡単に腓骨から剥がれてしまい、後で筋弁の量が少なくてプレートの被覆などに不足することがある。腱だけ残して、残りの筋体をすべて筋弁として付着させるつもりで剥離した方がよい。

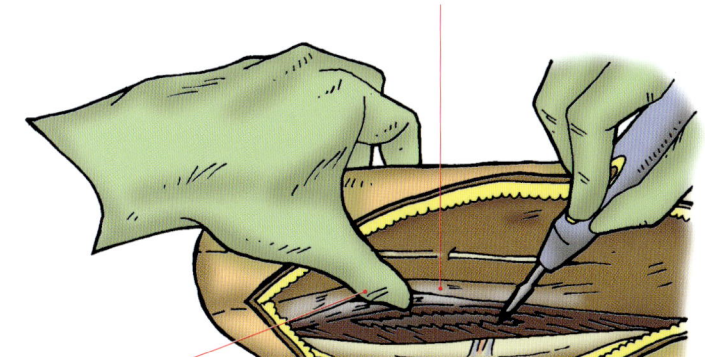

長腓骨筋腱のすぐ後面で腓骨筋を切離する。

これから骨間膜を切るまで、この左手の親指が重要な役割を果たす。この時点では、長腓骨筋だけ前面に牽引する。

長腓骨筋を切ると、すぐ下に短腓骨筋が見えてくるので、これも同様に剥離する。

短腓骨筋は、長腓骨筋と異なり、筋腱境界部ははっきりしない。が、おおよそのところで、たっぷり筋弁を残し、腱だけ剥がすように切離する。

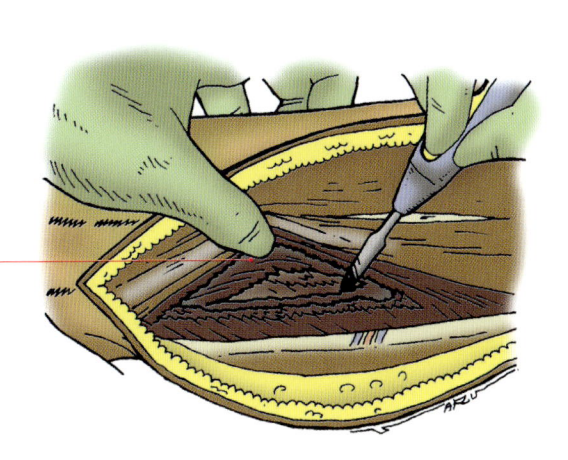

短腓骨筋腱を筋体から剥がすと、前筋間中隔が見えてくる。

浅腓骨神経が前筋間中隔内を走行しているつもりでいないと、深く入って損傷してしまうことがある。腓骨筋群を抜けて前筋間中隔に入ったら、主に左母指で鈍的に展開するとよい。

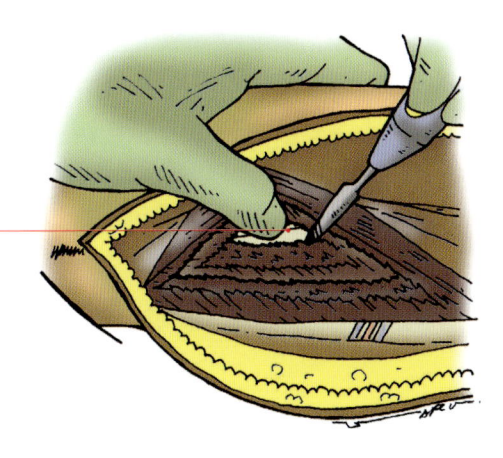

FIBULA OSTEOCUTANEOUS FLAP

断面で見た剥離層

腓骨皮弁を攻める時は、二次元で捉えていると予想外の方向に進んでしまうことがある。剥離する層は二次元で捉えても、その重なりを三次元で捉えると理解しやすい。ときどき断面を思い出して、次に進むべき方向を確認しよう。

これは下腿のちょうど真ん中付近の断面である。

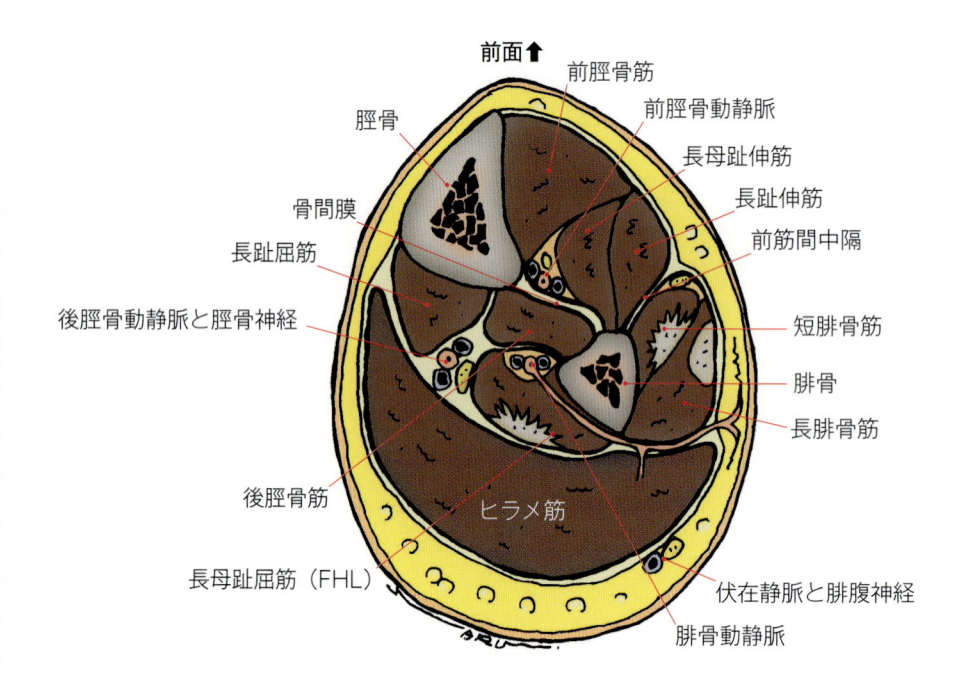

前面↑
- 脛骨
- 前脛骨筋
- 前脛骨動静脈
- 長母趾伸筋
- 長趾伸筋
- 骨間膜
- 前筋間中隔
- 長趾屈筋
- 短腓骨筋
- 後脛骨動静脈と脛骨神経
- 腓骨
- 長腓骨筋
- 後脛骨筋
- ヒラメ筋
- 長母趾屈筋（FHL）
- 伏在静脈と腓腹神経
- 腓骨動静脈

現時点では、後外側筋間中隔で皮膚穿通枝を確認し、腓骨筋群の剥離を終了したところである。三次元的にはこのような剥離が行われていることが理想である。

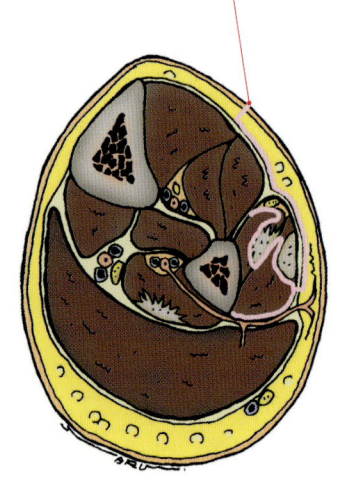

断面だけ見ると、2つの筋肉の腱だけ剥がすのは難しそうだが、左手を上手に使って1つずつ剥がすイメージでいけばうまくゆく。

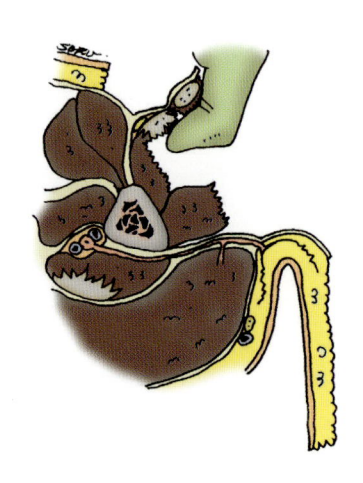

92

OPERATION

腓骨筋群の腱を剥離して前筋間中隔に達したら、そこにガーゼを通して牽引する。

まずは、後面に引っぱって、前筋間中隔をある程度指で鈍的に剥離し、浅腓骨神経が腓骨筋群に巻き込まれないように遊離する。

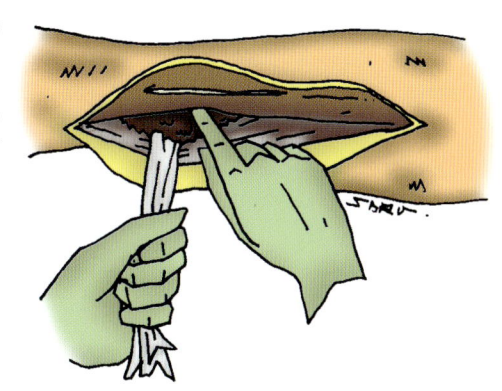

今度は、前面に牽引して固定する。

残りの腓骨筋群を剥離する前に、もう一度デザインを確認する。

骨弁の中枢側は、挙上してもトリミングしてしまうので腓骨筋弁を付着させる必要はない。つまり、この部分は腓骨ぎりぎりで腓骨筋群を剥離すればよい。

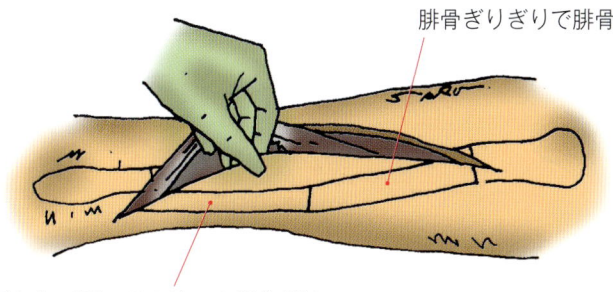

実際に移植骨として用いるのはこの部分だけ。実際に欠損に合わせてみないと長さは確定できないので、1〜2cmは長めに想定しておこう。

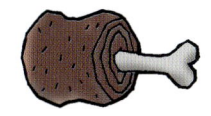

93

FIBULA OSTEOCUTANEOUS FLAP

付着させる腓骨筋弁を決めて、その近位側端で骨直上まで切離する。

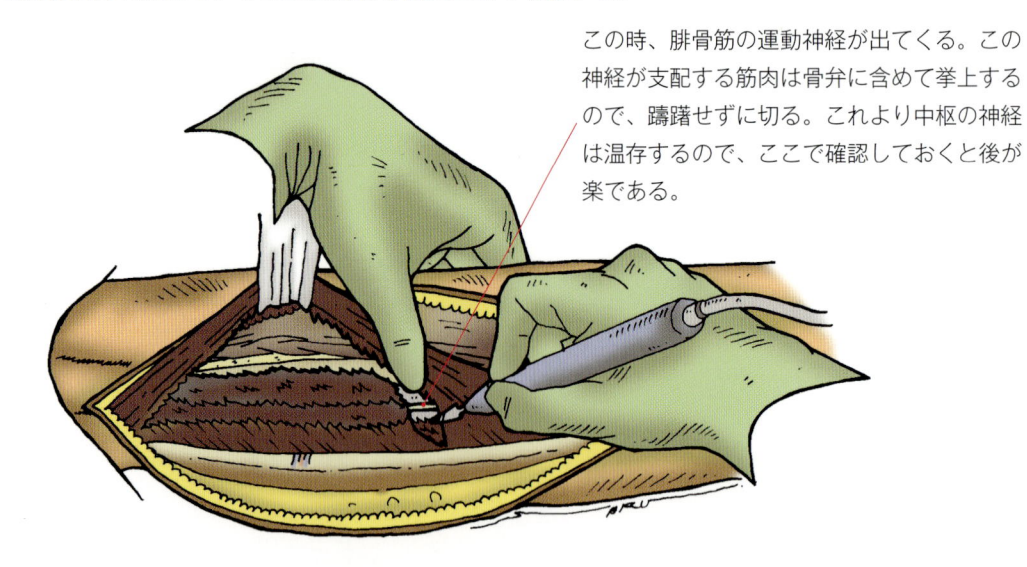

この時、腓骨筋の運動神経が出てくる。この神経が支配する筋肉は骨弁に含めて挙上するので、躊躇せずに切る。これより中枢の神経は温存するので、ここで確認しておくと後が楽である。

腓骨筋の頭側を腓骨から剥離し、骨切り部を出す。

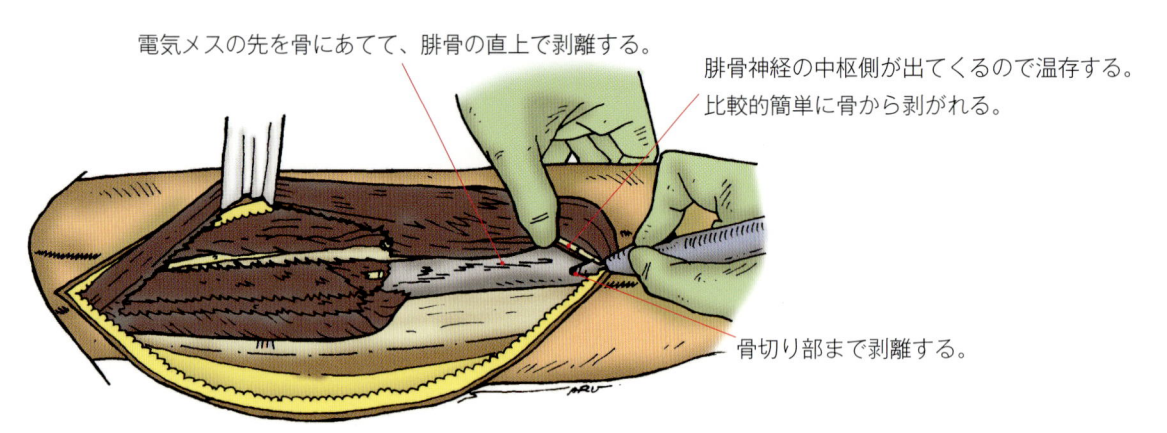

電気メスの先を骨にあてて、腓骨の直上で剥離する。

腓骨神経の中枢側が出てくるので温存する。比較的簡単に骨から剥がれる。

骨切り部まで剥離する。

腓骨筋弁の尾側を切離し、腓骨骨切り部の外側を出す。

浅腓骨神経は遠位に行くほど骨にへばりついており、簡単には剥がせない。神経を損傷すると知覚障害が出るので、メスやハサミで鋭的に骨膜ごと剥離する。

骨切り部が出ればOK。

腓骨筋の遠位は、完全に腓骨の背側にある。これを切離して骨弁に付着する腓骨筋弁の範囲を確定する。

94

OPERATION

ここでもう一度腓骨筋を牽引しなおして、視野を広く取ろう。

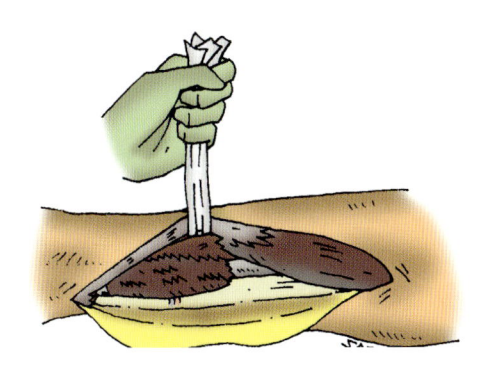

これから腓骨の内側に入っていくので、電気メスを曲げるとやりやすい。

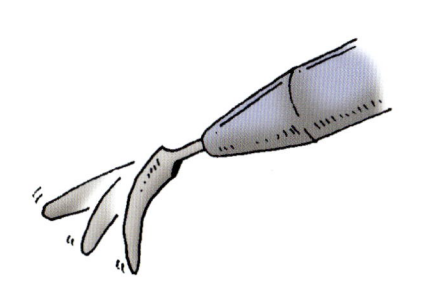

ここまでの剥離層

次から前中隔〜骨間膜を剥離する。気をつけるのは前脛骨動静脈と神経だ。骨ぎりぎりで剥離する。

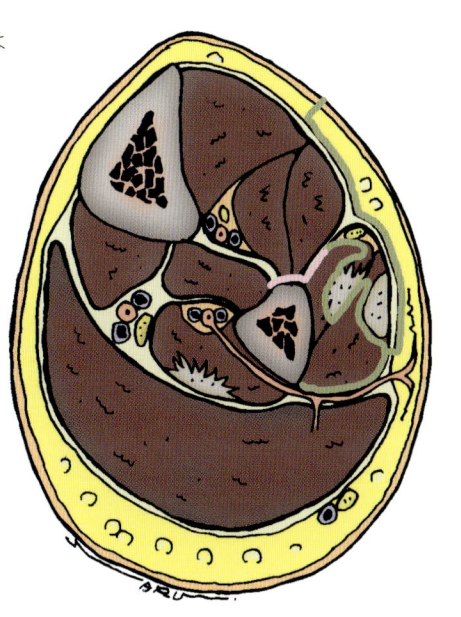

FIBULA OSTEOCUTANEOUS FLAP

5 前筋間中隔を腓骨に近いところで切開する

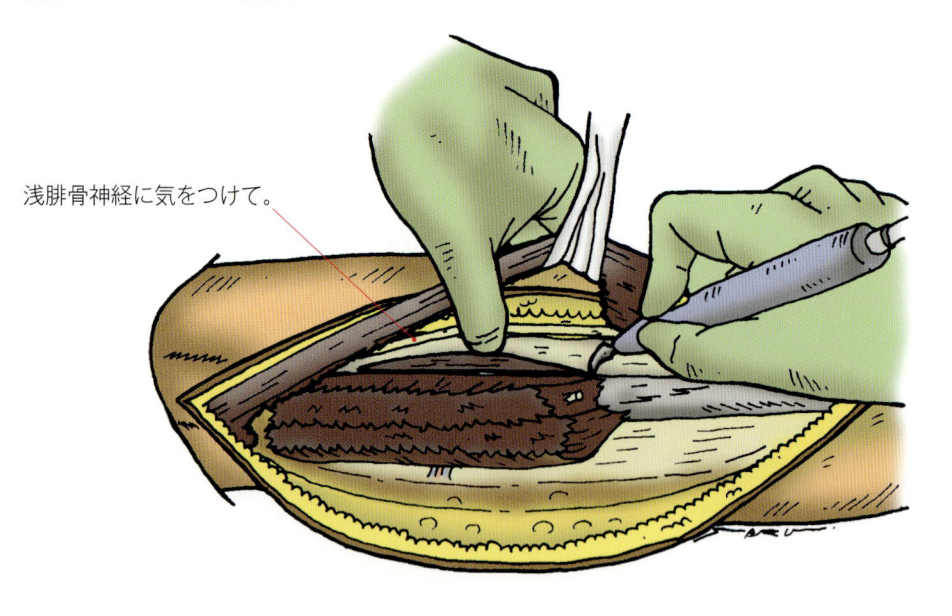

浅腓骨神経に気をつけて。

6 前中隔内の筋肉（長趾伸筋群）を腓骨から剥離する

剥離部位では筋肉と骨との癒着は弱いので、簡単に剥離できる。電気メスはちょんちょんと触る程度にして、左手の親指で鈍的に剥離するつもりでよい。すぐ奥に腱膜のように白くてしっかりした骨間膜が見える。

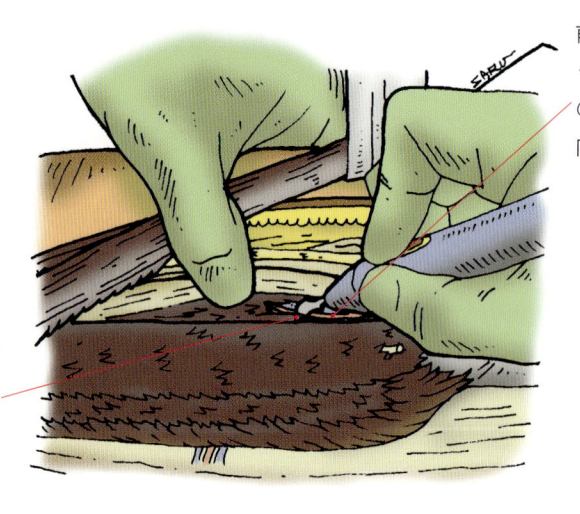

前脛骨動静脈が意外と近くに出てくる場合があるので、左手の中に入れて向こうに押しやる。

7 骨間膜を露出する

前筋間中隔の切開から先は術野が深くなるので、慣れないうちは助手に筋鈎を2つ引いてもらうとよい。この場合、左手の母指と同様に、1つの筋鈎で鈍的に剥離し、確実に前脛骨動静脈を確保する。

骨間膜には比較的太い静脈が穿通している。これを損傷すると枝は膜の奥に入ってしまい、骨切りして展開するまで止血がうまくできない。よって、骨間膜を切るのに邪魔になる血管はバイポーラなどできちんと処理しておく。

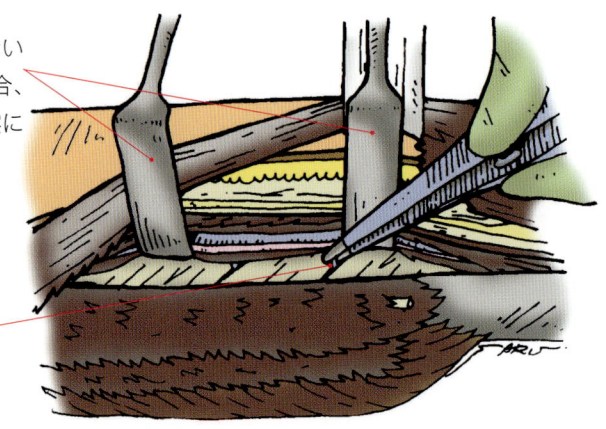

8 骨間膜を切開する

左手の母指をぐっと押し込んで、切った骨間膜を拡げると同時に、下の組織を奥に押しやる。

下にはしっかりとした後脛骨筋があるので、よほど奥を焼かない限り血管茎を傷つけることはない。

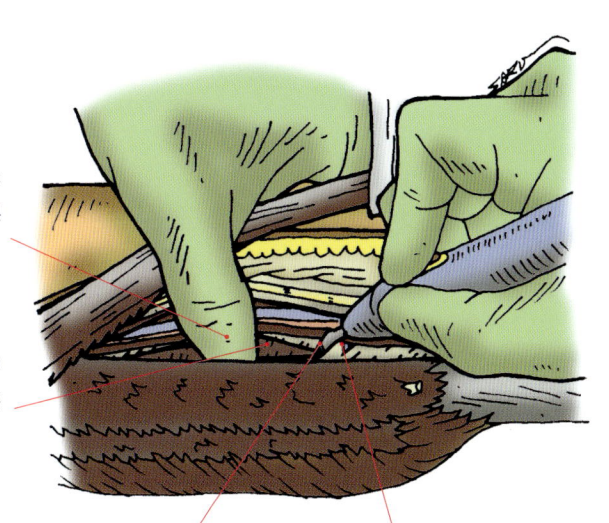

長趾伸筋群と同様に、とっかかりさえ作れば簡単に剥がれる。しかし、鈍的に裂いていくと、線維に沿って上内側に裂けてしまうので、腓骨付着部のみ電気メスの先でちょんちょんと切って進んでいく。

もし出血させてしまったらバイポーラなどで止血をトライするが、1～2度焼いて止血できなかったら、骨切りして展開するまであきらめる。さっさと骨間膜を切り、ガーゼを詰めて圧迫しておく。

全長で骨間膜が切れたことを確認して、前面の剥離が終了する。

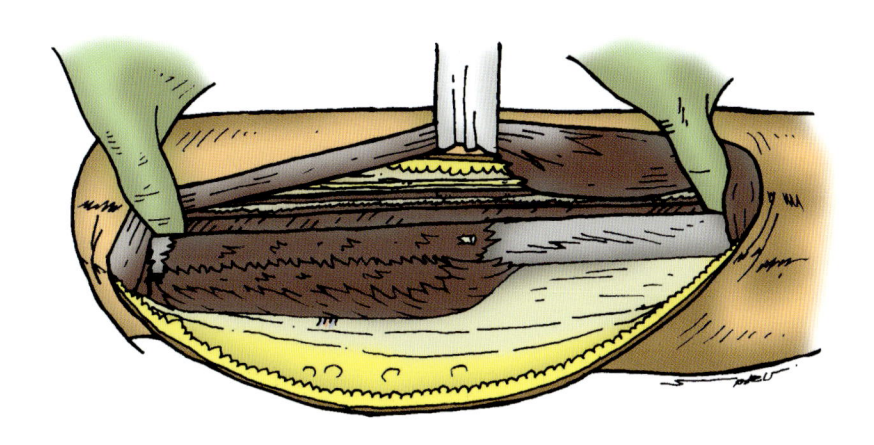

ここまで、やることは多いように思えるが一気にいってしまうのがコツだ。おそらく左手もかなり疲れているだろう。目標時間は20～30分でいこう。

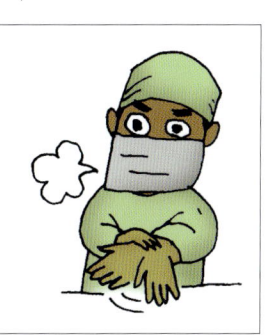

FIBULA OSTEOCUTANEOUS FLAP

2 背側の剥離

ここでやることは2つ。
① 皮弁の挙上と皮膚穿通枝の遊離
② ヒラメ筋とFHLの間の剥離
　一番大切なことは、皮膚穿通枝の温存である。

1 残りの皮膚を切開する

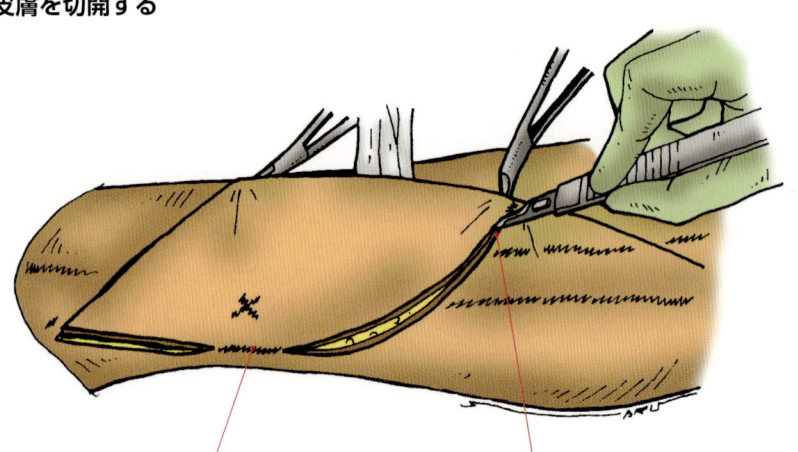

皮膚穿通枝が近いところは怖いので、後で切ってもよい。

下に伏在静脈や腓腹神経、もしかしたら皮膚穿通枝があるかもしれないので浅く皮膚だけ切る。他部位に比べて皮膚が固くて薄いので、油断するとすぐに筋膜まで切れてしまう。伏在静脈を損傷してしまった場合は結紮処理すればよいが、もし腓腹神経を損傷してしまった場合は、縫合・修復する。

2 皮下で皮弁を挙上する

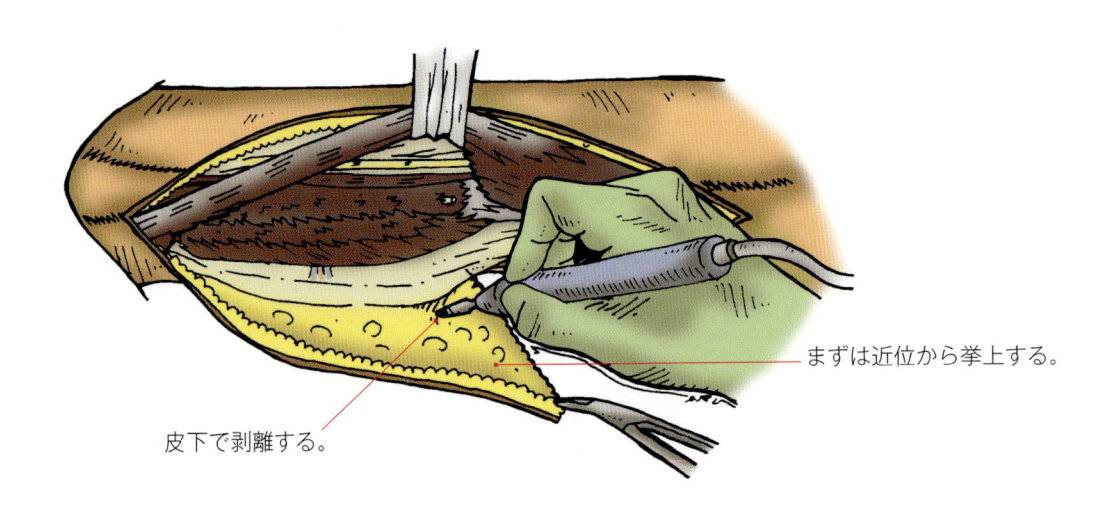

皮下で剥離する。

まずは近位から挙上する。

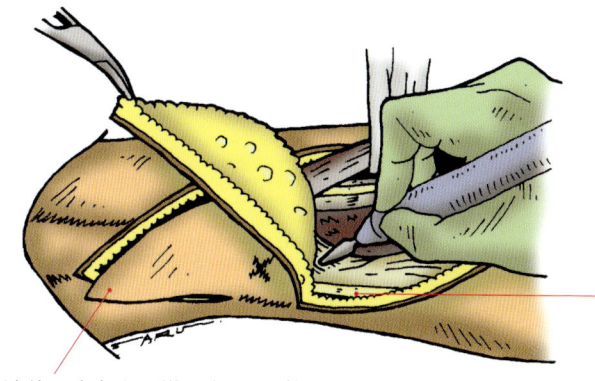

腓腹神経周囲は、上手に牽引すれば電気メスで軽く触れる程度で簡単に剥がれる。このまま皮膚穿通枝の背側を切開・剥離してもよいが、慣れないうちはこれから述べる安全策でいこう。

遠位の皮弁も同様に皮下で剥離する。

3 後外側筋間中隔を切る

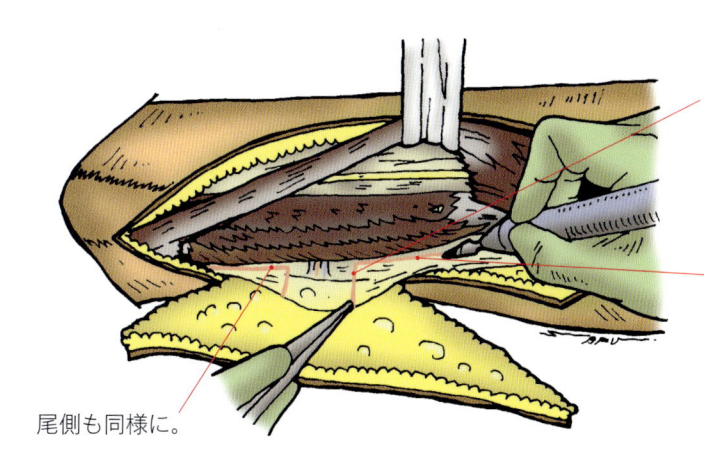

皮膚穿通枝から1cm位離して筋膜のみを切開する。

そのまま、腓骨の付着部に沿って中隔を切開する。すると、ヒラメ筋の筋体が、プリッと出てくる。

尾側も同様に。

4 皮膚穿通枝を筋間中隔とともに確保する

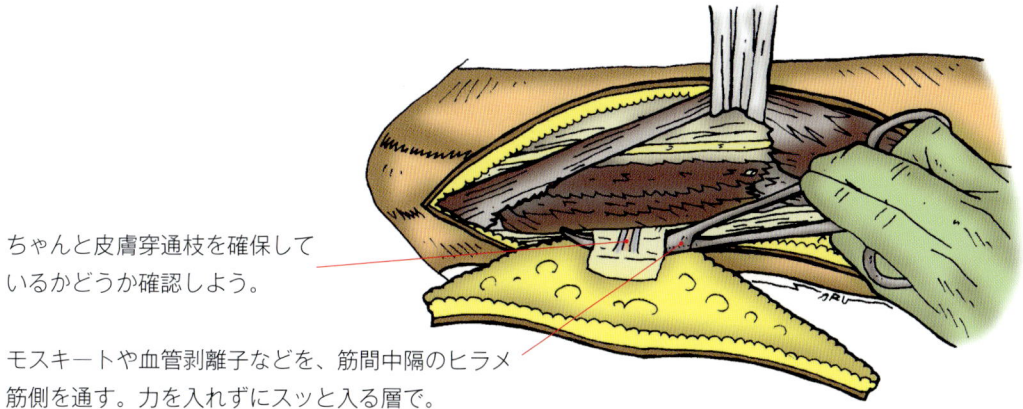

ちゃんと皮膚穿通枝を確保しているかどうか確認しよう。

モスキートや血管剥離子などを、筋間中隔のヒラメ筋側を通す。力を入れずにスッと入る層で。

FIBULA OSTEOCUTANEOUS FLAP

5 後面の皮膚を切る

剥離子に向かって切れば、皮膚穿通枝を損傷することはない。

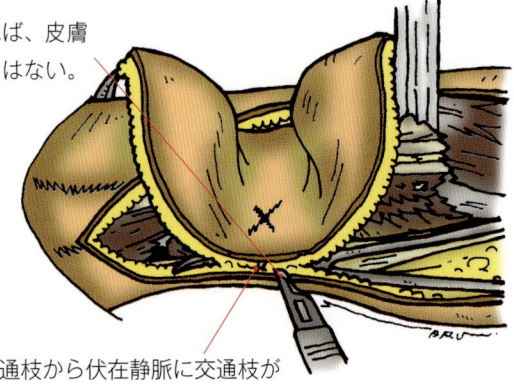

多くの場合、皮膚穿通枝から伏在静脈に交通枝が出ている。損傷すると出血があるのでドキッとするが、さきほどちゃんと確保していれば大切な皮膚穿通枝を傷つけることはないので、冷静に止血処理をする。

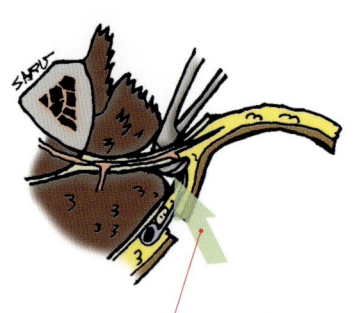

断面で見ると、こんな感じに攻める。

6 後外側中隔のヒラメ筋側を剥離する

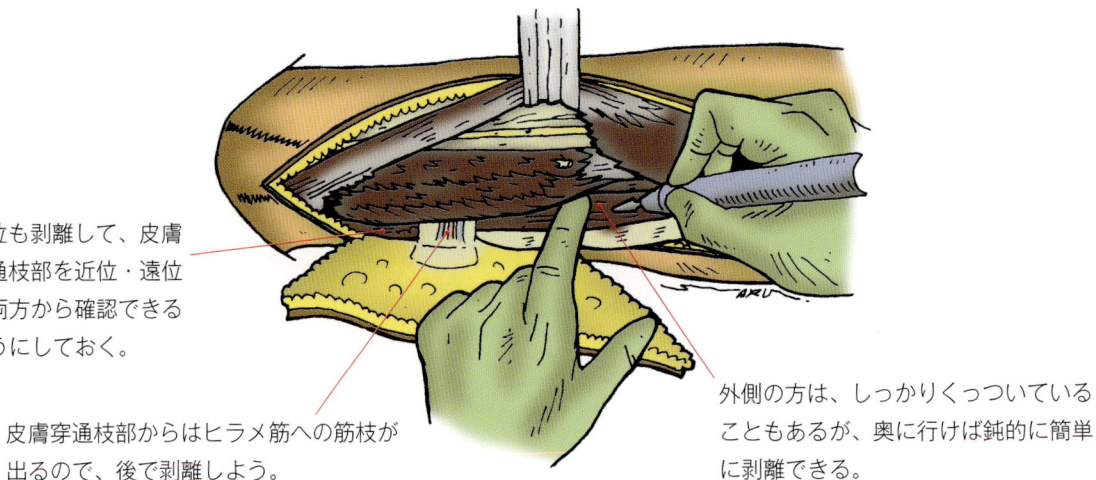

遠位も剥離して、皮膚穿通枝部を近位・遠位の両方から確認できるようにしておく。

皮膚穿通枝部からはヒラメ筋への筋枝が出るので、後で剥離しよう。

外側の方は、しっかりくっついていることもあるが、奥に行けば鈍的に簡単に剥離できる。

7 皮膚穿通枝を確認する

ほとんどすべての症例において、皮膚穿通枝からヒラメ筋に枝が出ている。

皮膚穿通枝が奥、つまり主血管茎の腓骨動静脈があるFHLの中に向かって連続していることを確認する。つまり、ヒラメ筋に向かう血管が、皮膚穿通枝本幹ではなく、ヒラメ筋への筋枝であることを確認する。

枝であることが確認できたら処理して、筋間を広く剥離する。

この血管、皮膚穿通枝の根部があることを確認したうえで、筋枝を処理する。このような後外側筋間中隔内を皮膚穿通枝が走行する基本的なパターンがほとんどである。

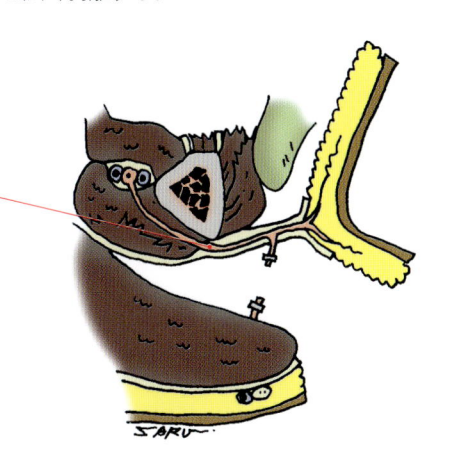

皮膚穿通枝がヒラメ筋内を走行する場合もある。印象としては1～2％である。この場合、ヒラメ筋内を走行して後脛骨動静脈に向かう。筋肉内を剥離して皮膚穿通枝を温存してもよいが、技術的にとても難しい。この場合は、皮島をあきらめて、前腕などのほかの皮弁を挙上することを薦める。

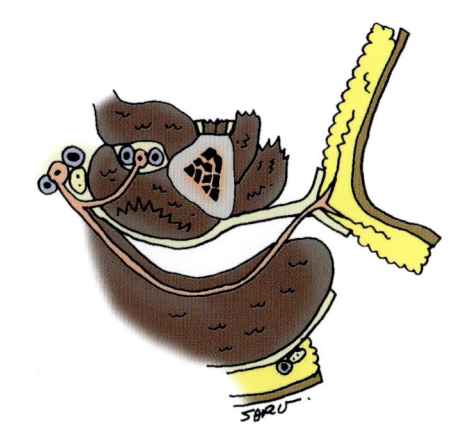

皮膚穿通枝が近位寄り、つまり腓骨の真ん中近くにある場合は、腓骨根部付近から出るヒラメ筋枝と皮膚穿通枝が交通していることがある。この場合は、血管周囲にヒラメ筋を1～2cm付着させて挙上すれば、比較的簡単に皮島が挙げられる。印象としては2～3％である。

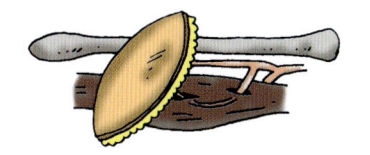

FIBULA OSTEOCUTANEOUS FLAP

8 後外側筋間中隔を広く剥離する

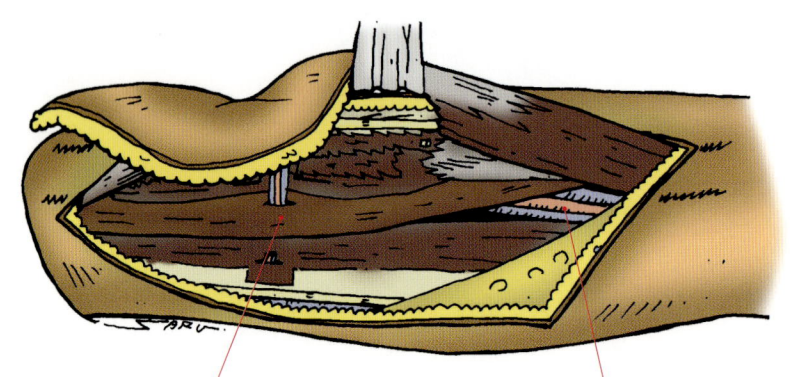

腓骨側には FHL が見えてくる。

近位では FHL がなくなり、血管茎である腓骨動静脈の後面が見える。骨切りを安全に行うために、この視野で血管を確認しておくとよい。

9 FHL 上の筋間中隔を切開する

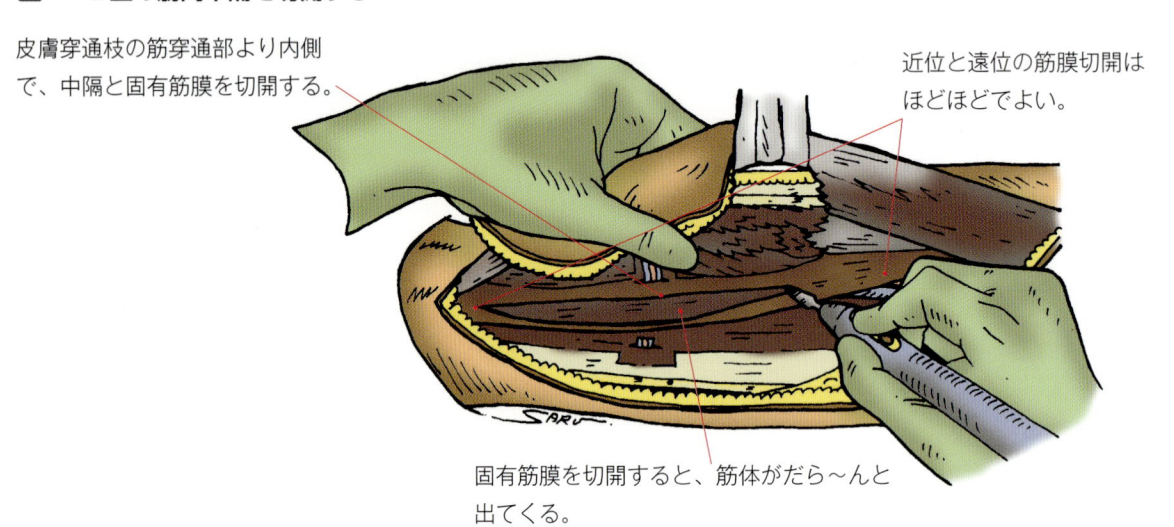

皮膚穿通枝の筋穿通部より内側で、中隔と固有筋膜を切開する。

近位と遠位の筋膜切開はほどほどでよい。

固有筋膜を切開すると、筋体がだら〜んと出てくる。

残りが後脛骨筋だけであることを確認する。

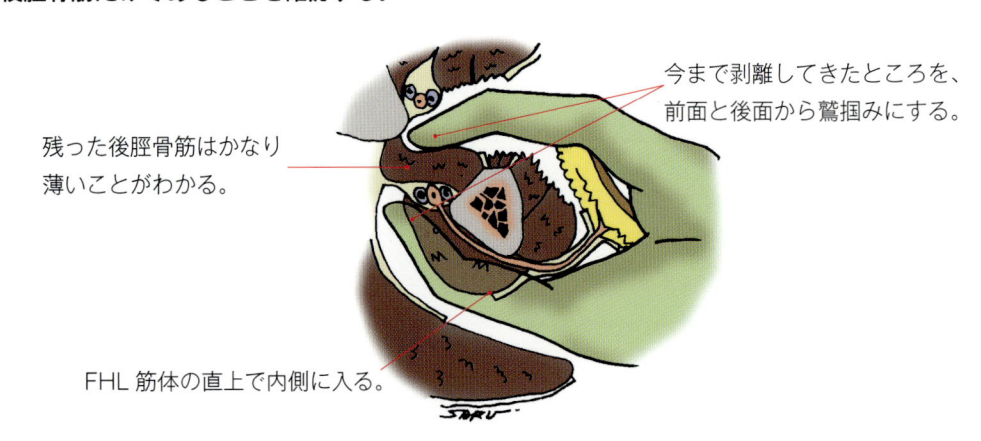

残った後脛骨筋はかなり薄いことがわかる。

今まで剥離してきたところを、前面と後面から鷲掴みにする。

FHL 筋体の直上で内側に入る。

3 骨切り

上下の骨切りを行う。順番はどちらからでもよいが、ここまでの剥離の流れからは、近位が先の方がやりやすい。

1 近位の骨周囲を剥離する

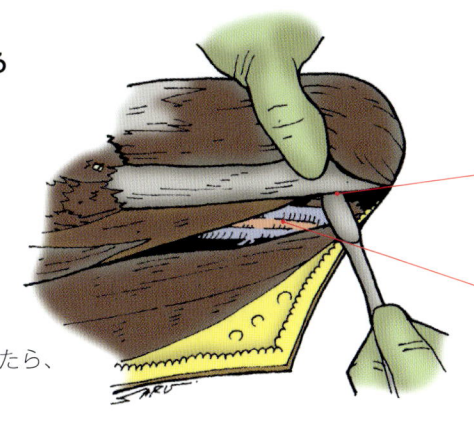

骨ぎりぎりで骨膜剥離子で剥離する。

後面から確認した血管が、骨から十分離れていることを確認する。

前面に骨膜剥離子を貫通させたら、短い筋鉤でそれを受ける。

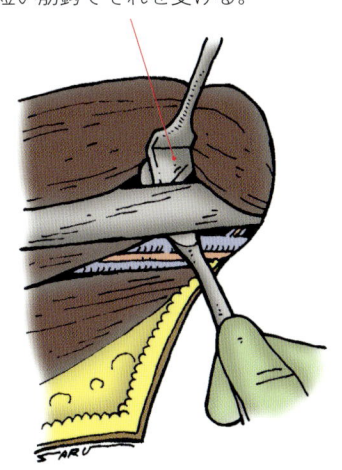

2 骨切をする

回転する道具よりレシプロケーティングソーのような往復運動ののこぎりが安全である。

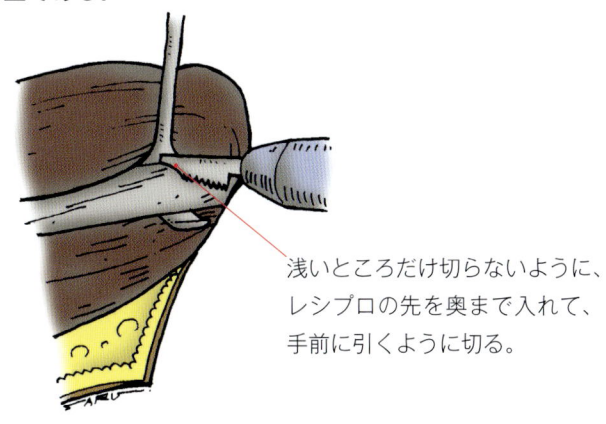

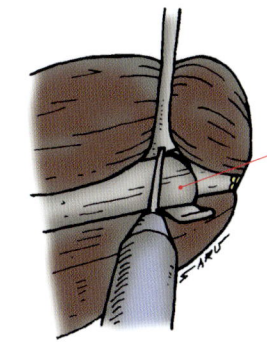

浅いところだけ切らないように、レシプロの先を奥まで入れて、手前に引くように切る。

近位側は楔状に2カ所切る。間の骨片は除去する。

骨は楔状に切る

楔状に切るのは、骨切り後に骨を外側に牽引する時、骨断端が干渉しないようにするためである。

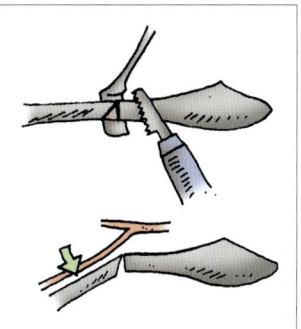

FIBULA OSTEOCUTANEOUS FLAP

3 遠位の骨切りをする

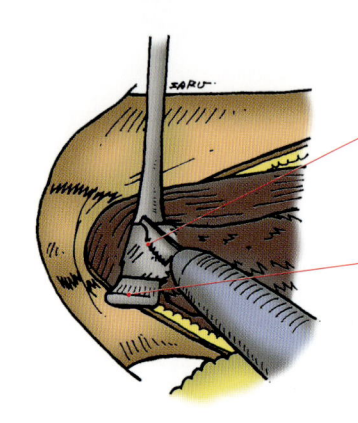

ここは単純に1本の骨切りをする。

短い筋鈎で支持するとやりやすい。

4 骨皮弁を外側に引っぱり出す

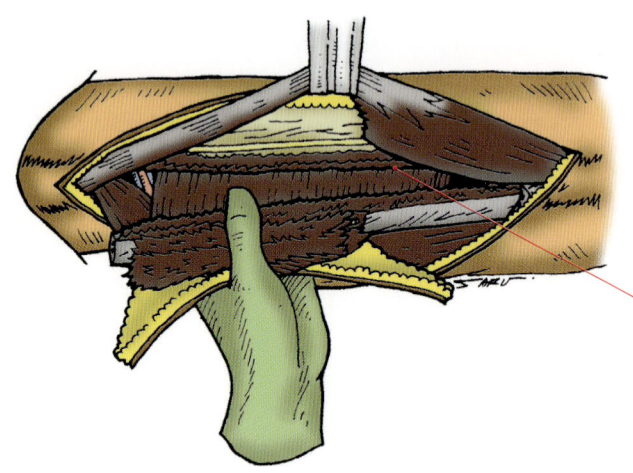

骨弁全長に渡って骨間膜が切れていないと骨は外に出てこないので、残っていたら切る。

さぁ、ここでひと段落。ターニケットの時間を確認しよう。ここから先の操作は、駆血下でなくてもあまり問題はない。時間が来たら焦らずに、生食ガーゼを詰めて包帯を巻き、駆血を解除して10分ほど待ち、十分止血をしてから操作を再開しよう。

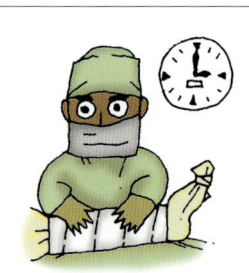

4 内側の剥離

ここでは腓骨皮弁の内側を剥離して、血管茎のみにする。

切るものは、
① FHL の末梢
② 腓骨動静脈の末梢
③ 後脛骨筋
④ FHL の運動神経　　　である。

温存するものは、血管茎となる腓骨動静脈の中枢だけでなく、後脛骨動静脈と神経である。

1 まずは後面から後脛骨動静脈・神経を確認する

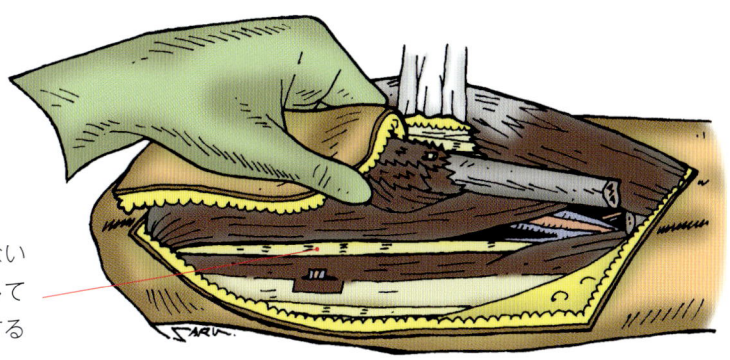

一番外側にある後脛骨神経だけしか見えないかもしれないが、それで OK。駆血を外していれば、触診で後脛骨動脈の拍動を確認することもできる。

2 FHL の遠位を切る

ここからの操作はリガシュア®などのシーリングデバイスがあると便利。電気メスでもよい。

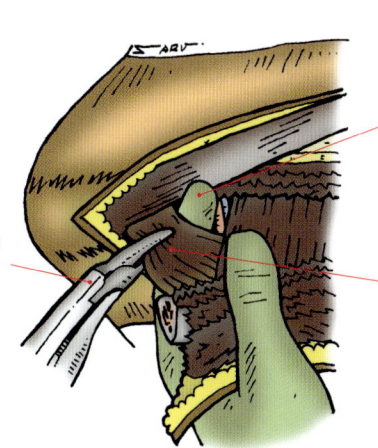

この指で後脛骨神経を避ける。

FHL の遠位を切ると、さらに骨弁が外側に出てくる。

FIBULA OSTEOCUTANEOUS FLAP

3 腓骨動静脈の末梢を切る

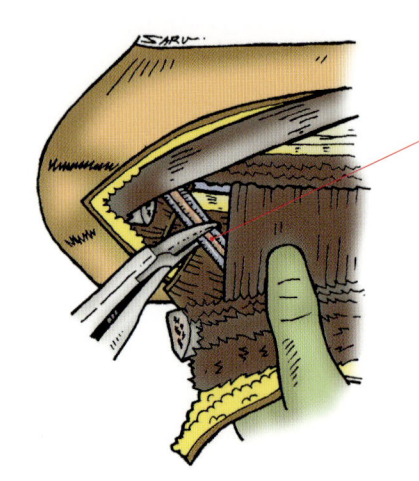

末梢は骨から離れる。骨弁を栄養していないと判断したところであれば、どこで処理してしても構わない。

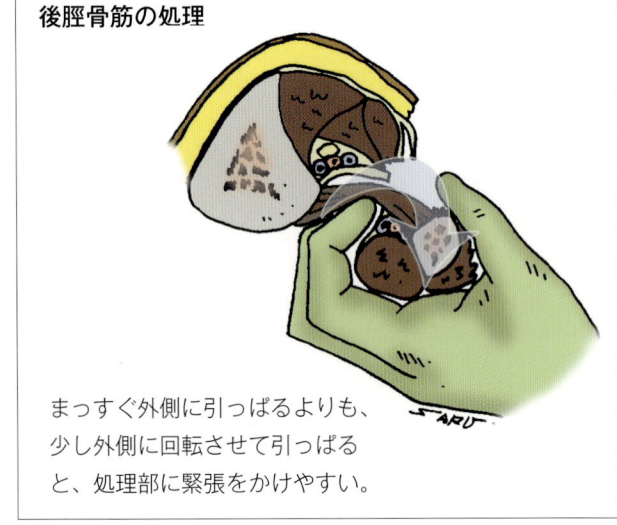

後脛骨筋の処理

まっすぐ外側に引っぱるよりも、少し外側に回転させて引っぱると、処理部に緊張をかけやすい。

4 後脛骨筋を切る

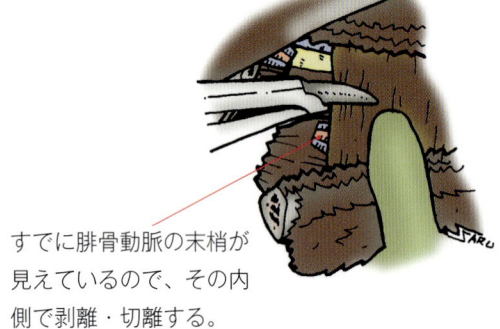

すでに腓骨動脈の末梢が見えているので、その内側で剥離・切離する。

腓骨動静脈は、中枢の方に行くと、後脛骨筋の強固な筋膜の下を走行する。

左手を使って骨弁を外側に引っぱったり、回転させたりして、処理部に適度な緊張をかける。

OPERATION

シーリングデバイスが使えない場合は、電気メスで切る

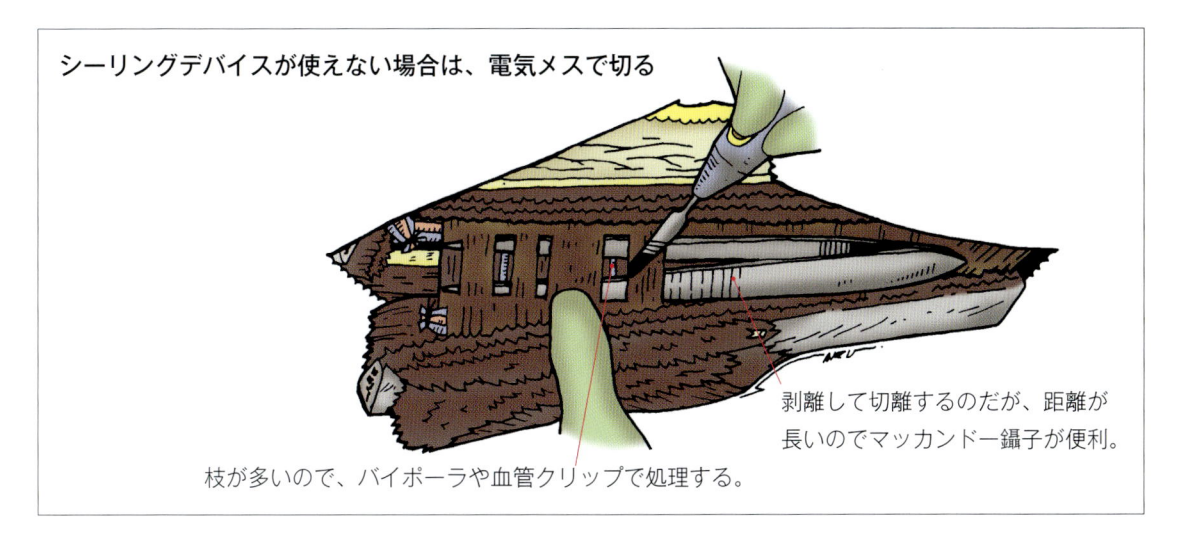

剥離して切離するのだが、距離が長いのでマッカンドー鑷子が便利。

枝が多いので、バイポーラや血管クリップで処理する。

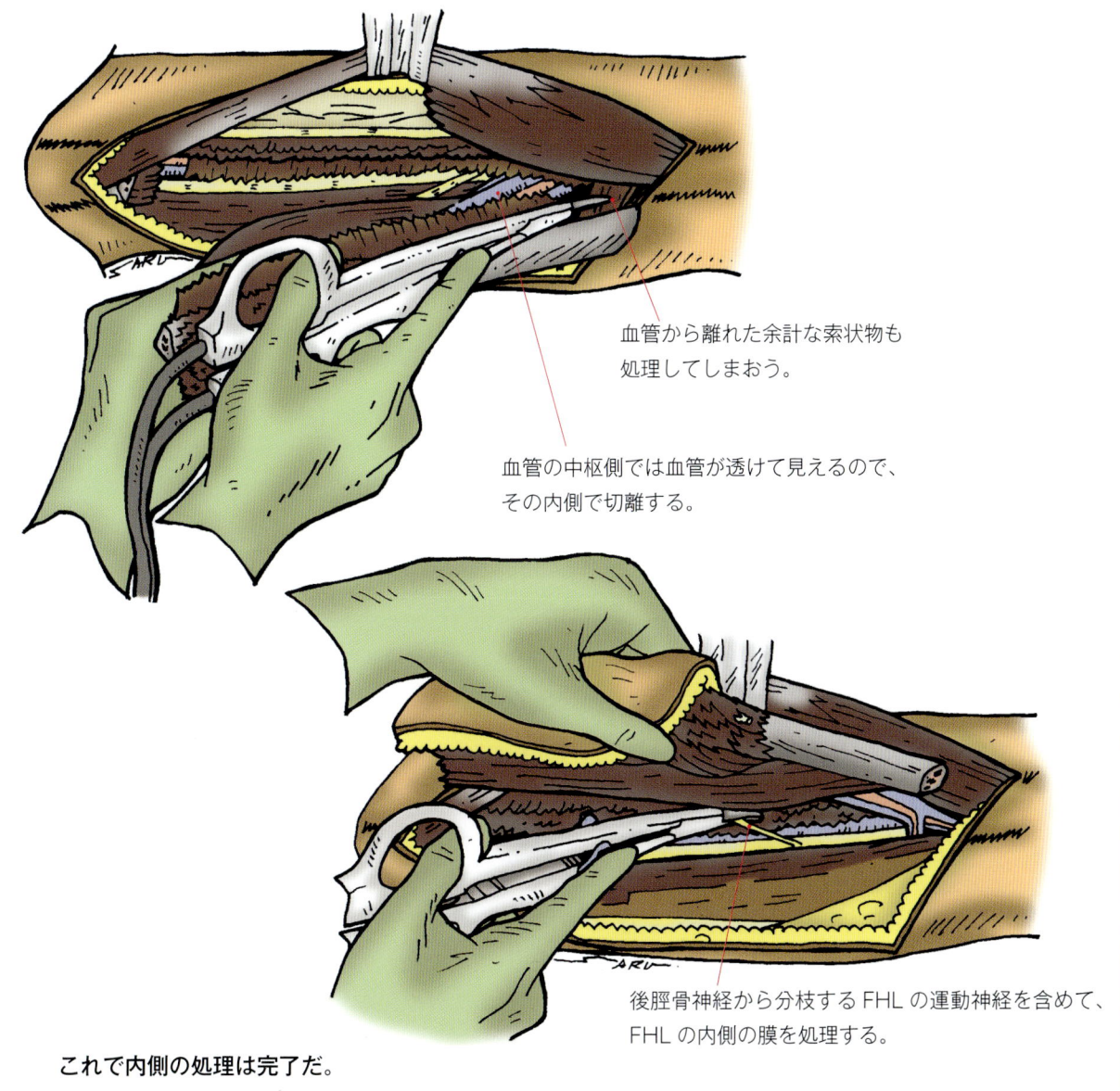

血管から離れた余計な索状物も処理してしまおう。

血管の中枢側では血管が透けて見えるので、その内側で切離する。

後脛骨神経から分枝するFHLの運動神経を含めて、FHLの内側の膜を処理する。

これで内側の処理は完了だ。

FIBULA OSTEOCUTANEOUS FLAP

5 血管茎の剥離

　腓骨動静脈は、①周りの膜が固い、②静脈壁がもろい、③動脈が石灰化していることが多いという特徴がある。慣れないうちは、前腕や腹直筋に比べると難しい。特に静脈は、よく出血させてしまうので落ち着いて剥離するように。

1 血管剥離のための術野を作り、血管吻合部を決める

後脛骨筋を上に引く。フックの先で前脛骨動静脈を傷つけないように注意する。

腓骨筋を近位側に引く。腓骨神経に気をつける。

血管吻合部を決めるうえで一番の問題は、このヒラメ筋枝である。これより奥で切り離しをするか手前でするか、である。この症例の場合は筋枝より中枢に余裕があるので、筋枝を処理する。

膜や索状物、細い枝などを処理する。

ヒラメ筋を後面側に引く。

2 ヒラメ筋枝を処理する

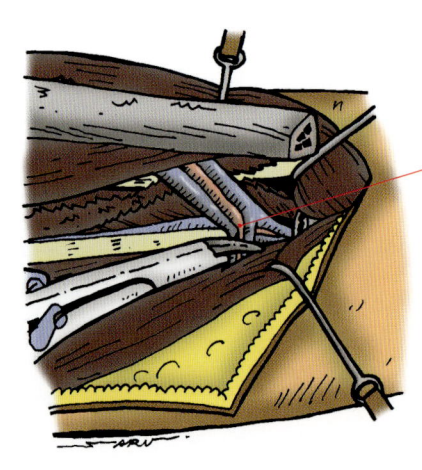

根部付近から出るヒラメ筋枝は、比較的太い。すぐ後ろにもう1本出ていることもあるので、ていねいに剥離して処理する。視野が悪いので、血管側で出血させると止血処理が難しい。シーリングデバイスが使えなければ、距離をとって結紮する。

OPERATION

3 血管を剥離する

まずは、血管の前面の膜を切る。静脈はもろいが膜は固いので、血管の周りではなく膜だけを剥がすつもりで剥離子を通し、ハサミで切る。

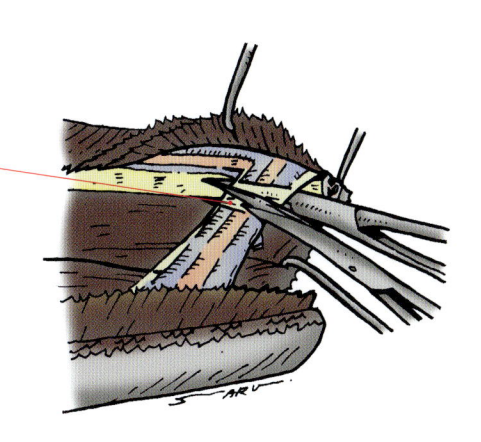

次に動脈を確保する。動脈壁は比較的固いので、動脈だけ剥離するのは比較的簡単だ。

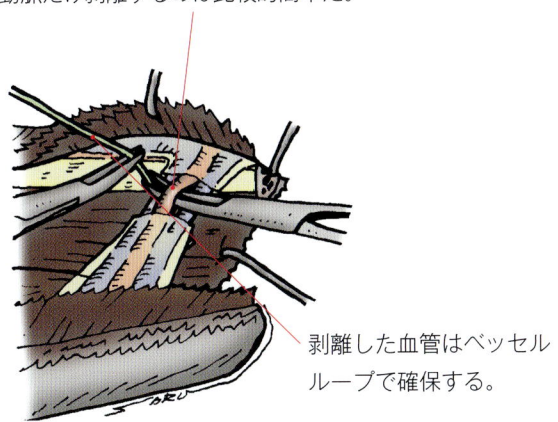

剥離した血管はベッセルループで確保する。

静脈を確保する。動脈剥離後のスペースがあるので、比較的剥離しやすくなっていると思うが、壁に穴を開けないように注意して剥離子を通す。

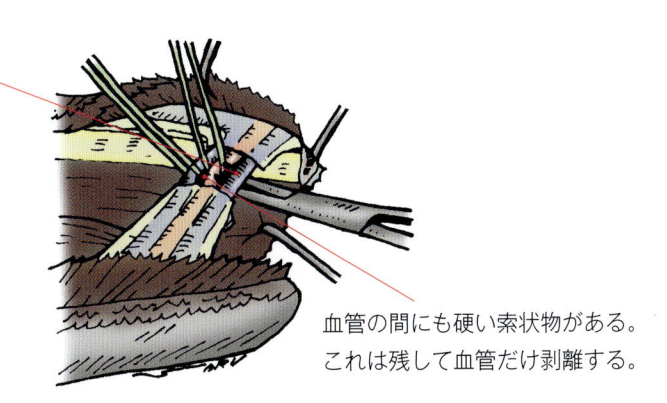

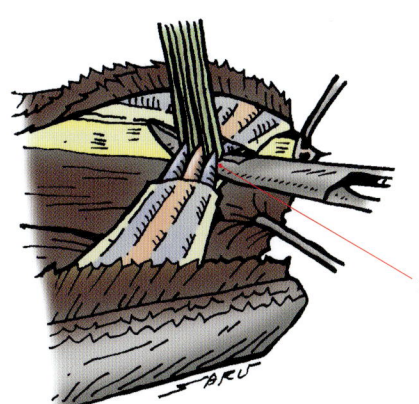

血管の間にも硬い索状物がある。これは残して血管だけ剥離する。

剥離した3本の血管だけを確保して

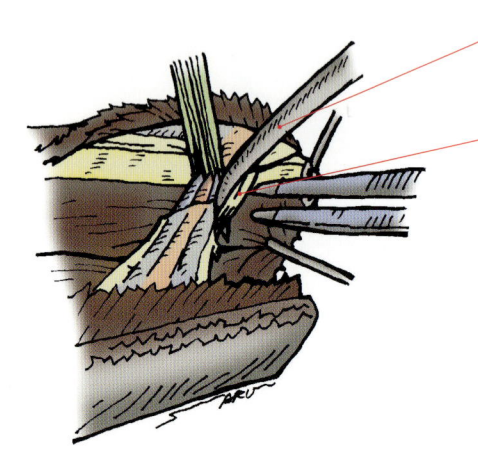

FIBULA OSTEOCUTANEOUS FLAP

剥離子を逆に回して、今度は3本の血管以外の組織を確保する。

これらの索状物には細い血管なども含まれている可能性もあるので、バイポーラなどで焼いてから処理する。

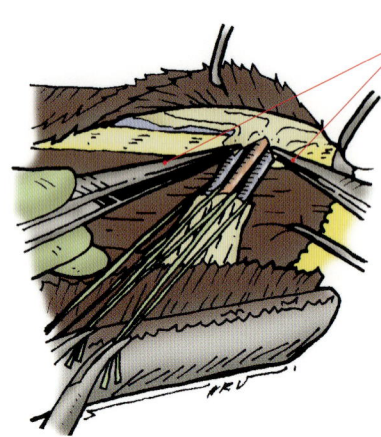

2本の無鈎鑷子で血管周囲を剥離する。片方の鑷子でカウンターをかけながら、もう一方の鑷子で膜をちぎる、もしくは剥がすように剥離する。

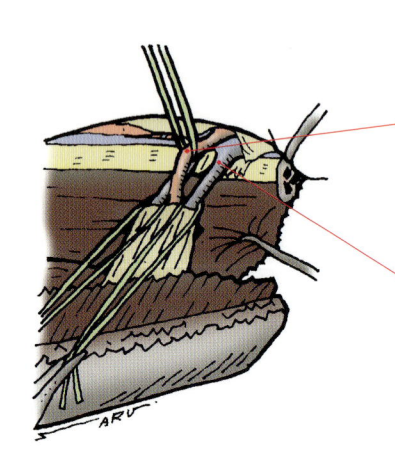

最終的には血管1本1本を剥離するのではなく、動脈だけをほかの組織から分離するようなつもりで剥離をする。

2本の静脈は根部で結紮処理できる程度に分離すればよい。

このように静脈が2本になった場合は、細い方もしくは、太さが同じくらいであれば短い方は、血管吻合できる状態にして切ってしまい、しばらく静脈1本の状態で血流を確認する。

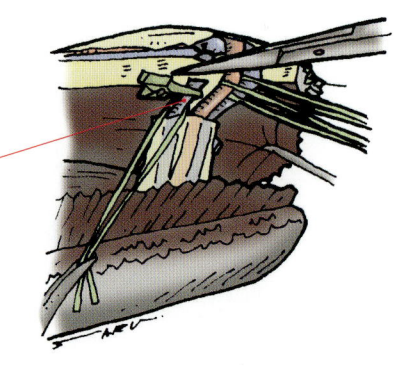

これで血管剥離は終了だ。包帯を巻いてターニケットの駆血を解除しよう。

❻骨皮弁の採取

　虚血時間を短縮させるためにも、血流を保った状態で、ある程度の細工をしておいた方がよい。移植部位によって細工の内容はさまざまだが、血管柄を剥がして骨弁を短くすることが多い。

　この時は、血管柄を剥がすのではなく、骨を剥がすようにする。骨膜剥離子などでもよいが、血管のすぐ前にある後脛骨筋筋膜が強固に骨に付いているので、ハサミを使うと簡単である。筋膜はハサミで切り、筋体はハサミを骨膜剥離子のように使って剥離する。骨枝があったら、なるべく温存しよう。

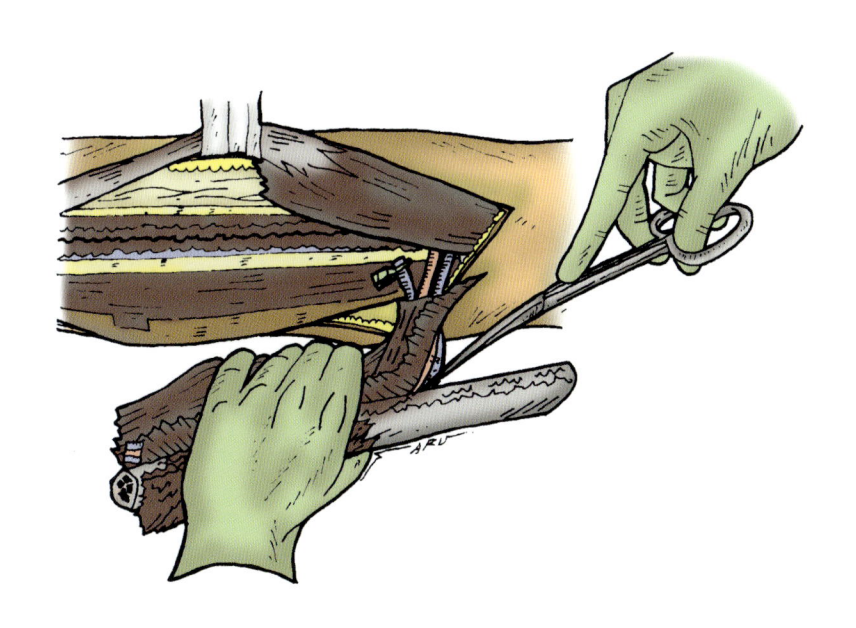

　ターニケットの駆血を解除して再灌流後 10 分くらいしたら組織の血流は回復している。血管柄を切離して骨皮弁を採取しよう。これで完了だ！

FIBULA OSTEOCUTANEOUS FLAP

7 閉創

止血をした後、吸引ドレーンを留置する。骨断端、筋肉断端からの出血を想定して、骨弁採取部、つまり、ヒラメ筋の前面、後脛骨神経の外側に留置する。

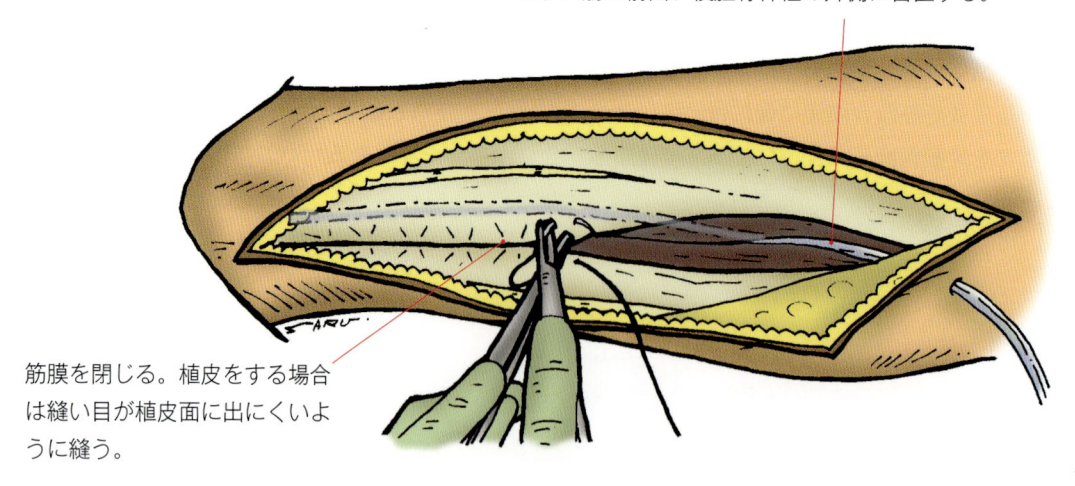

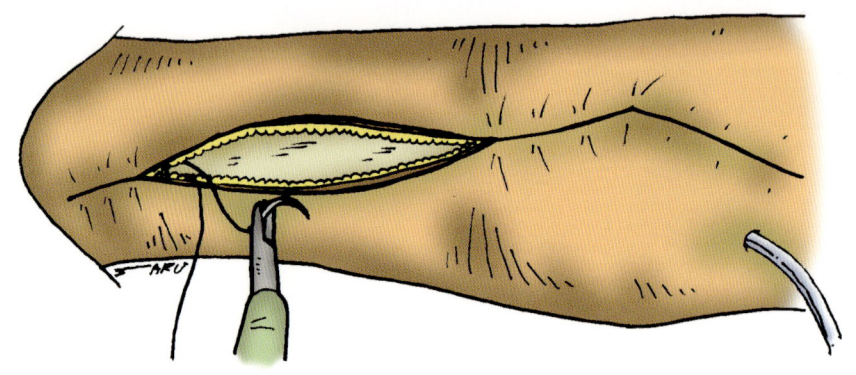

筋膜を閉じる。植皮をする場合は縫い目が植皮面に出にくいように縫う。

近位と遠位の皮膚を単純縫縮する。
緊張が強すぎると、コンパートメント症候群などの血流障害を起こす可能性があるので、ほどほどにしておいて植皮をする。個人差はあるが、皮弁の幅が2cmくらいであれば単純縫縮し、4cm以上であれば植皮をする。

植皮床に神経が露出した場合

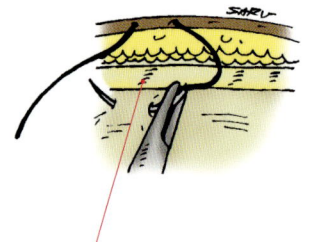

神経の直上に植皮をすると、知覚異常などが出る可能性がある。できれば浅腓骨神経と腓腹神経は残存皮膚の下に収めたい。

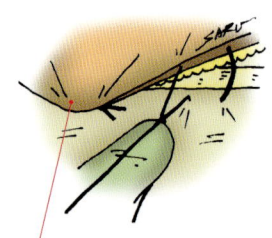

神経が皮膚欠損ぎりぎりになったら、残存皮膚断端を筋膜に縫合固定する。

OPERATION

大きな皮弁を採った後で神経を被覆できない場合

腓腹神経の被覆はあきらめて直上に植皮する。浅腓骨神経は、
①筋膜で包むか、②筋膜を切開して筋膜の下に入れる。

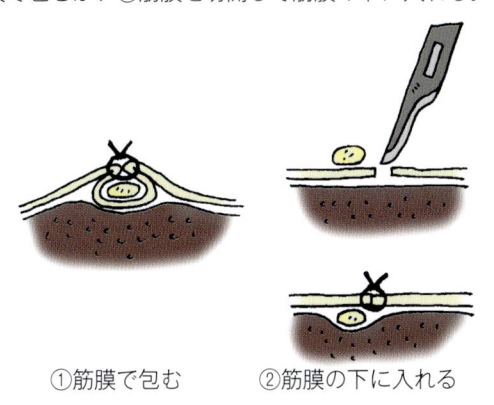

①筋膜で包む　　②筋膜の下に入れる

植皮はどこからどのように採取してもよいが、術野が近く、創管理を同一野で行えるので、前脛部からバリカン型デルマトームで採取することを薦める。

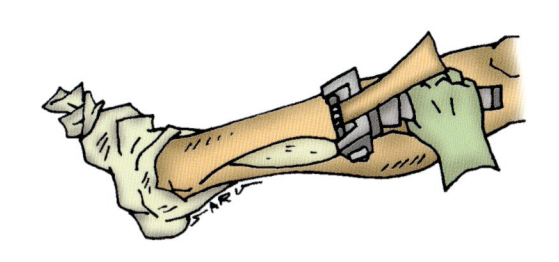

植皮面は比較的平坦になっており、条件は比較的よい。一般的な方法で行う。

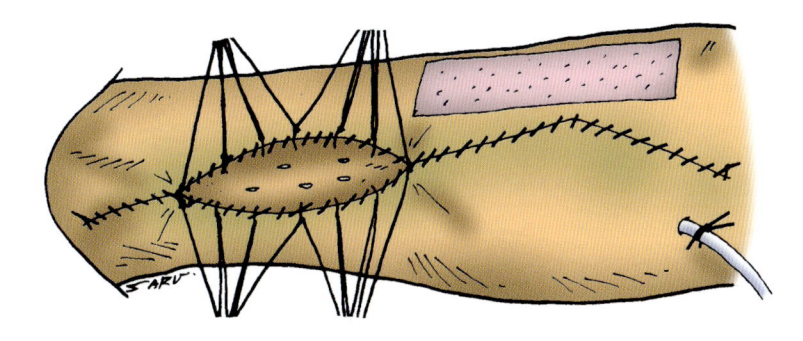

FIBULA OSTEOCUTANEOUS FLAP

5-4　術後

　疼痛や主手術野の管理上、術直後から歩行するのは難しい。尖足位になってしまうと、歩行開始がさらに遅れてしまうので、数日のベッド上管理であっても、尖足予防をしておく。
　植皮をした場合は、伸側にシーネをあてる。気をつけることは3つである。

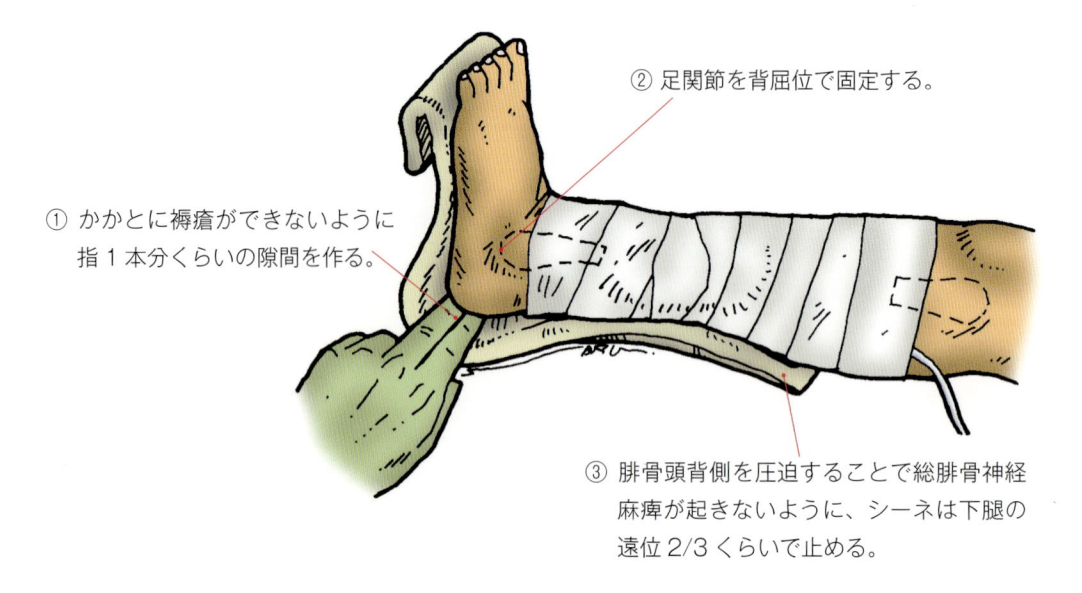

① かかとに褥瘡ができないように指1本分くらいの隙間を作る。
② 足関節を背屈位で固定する。
③ 腓骨頭背側を圧迫することで総腓骨神経麻痺が起きないように、シーネは下腿の遠位2/3くらいで止める。

　術後安静は、術後1週まで患肢挙上（板付き車いすによる移動は可）、術後1週でシーネを外して患肢負荷開始、つまり歩行開始とする。シーネを外した後も、植皮部の圧迫は継続し、タイオーバー固定した場合は術後2週まで留置する。多くの場合、歩行開始直後は歩行器が必要だが、数日で補助具なしの歩行ができるようになる。

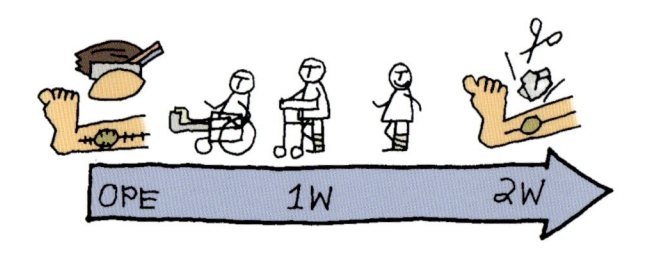

　皮弁採取部が単純縫縮できた場合は、尖足予防のため背屈位で弾性包帯による固定を行い、全身状態が問題なくなった時点でいつでも患肢負荷を伴う歩行を許可する。

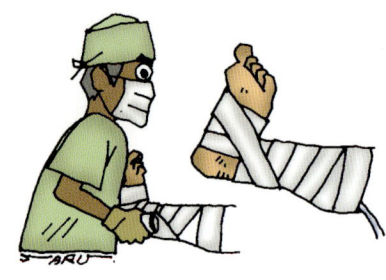

《編著者略歴》

菅原康志（自治医科大学形成外科教授）
すがわらやすし
1986年香川医科大学卒業後、東京大学形成外科に入局。長庚記念医院（台湾）、Göteborg大学（Sweden）留学を経て、2008年より現職。医学博士。

去川俊二（自治医科大学形成外科講師）
さるかわしゅんじ
1998年山形大学卒業後、東京大学形成外科に入局。国立がんセンター、ミュンヘン大学留学を経て2011年より現職。医学博士。

インストラクション・フラップハーヴェスト
すぐに使える皮弁挙上の技（テク）　　＜検印省略＞

2014年6月1日　第1版第1刷発行

定価（本体12,000円＋税）

編著者　菅原康志、去川俊二
発行者　今井　良

発行所　克誠堂出版株式会社
　　〒113-0033　東京都文京区本郷3-23-5-202
　　電話（03）3811-0995　振替00180-0-196804
　　URL　http://www.kokuseido.co.jp

印刷・製本　日経印刷株式会社

ISBN978-4-7719-427-9　C3047　￥12000E
Printed in Japan ©Yasushi Sugawara, Shunji Sarukawa 2014

・本書の複製権・翻訳権・上映権・譲渡権・公衆送信権（送信可能化権を含む）は克誠堂出版株式会社が保有します。
・本書を無断で複製する行為（複写，スキャン，デジタルデータ化など）は，「私的使用のための複製」など著作権法上の限られた例外を除き禁じられています。大学，病院，診療所，企業などにおいて，業務上使用する目的（診療，研究活動を含む）で上記の行為を行うことは内部的であっても，その使用範囲が内部的であっても，私的使用には該当せず，違法です。また私的使用に該当する場合であっても，代行業者等の第三者に依頼して上記の行為を行うことは違法となります。
・JCOPY ＜（社）出版者著作権管理機構　委託出版物＞
本書の無断複写は著作権法上での例外を除き禁じられています。複写される場合は，そのつど事前に（社）出版者著作権管理機構（電話03-3513-6969，FAX03-3513-6979，e-mail：info@jcopy.or.jp）の許諾を得てください。